LA THÉRAPEUTIQ

SIMPLISTE

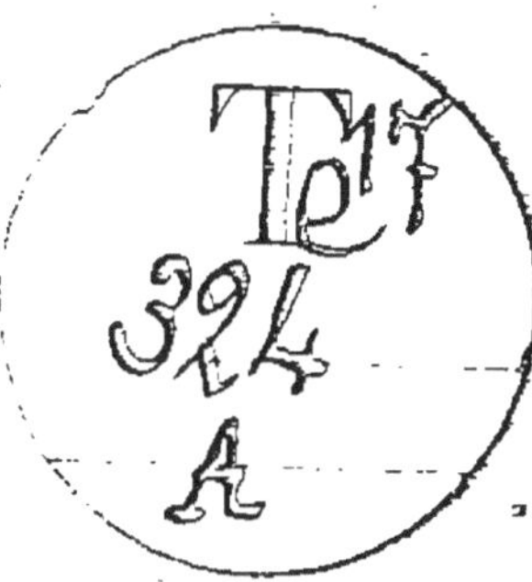

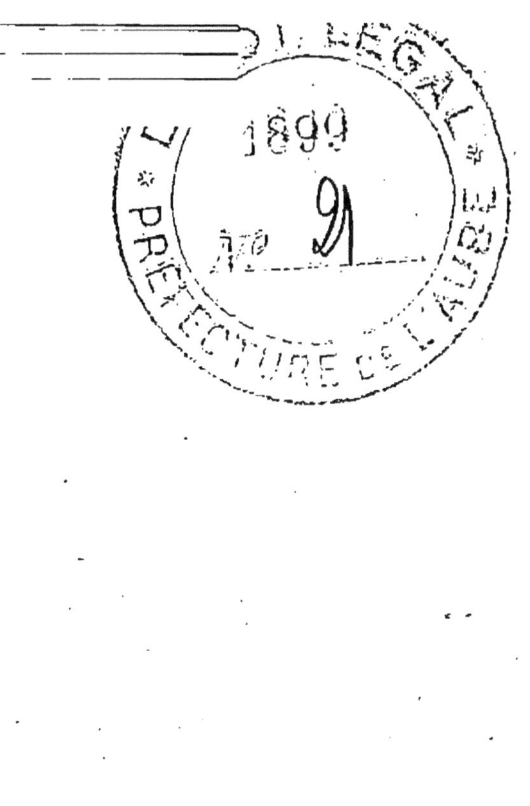
DÉPÔT LÉGAL
1899
No 91
PRÉFECTURE DE L'AUBE

LA THÉRAPEUTIQUE
SIMPLISTE

NOUVEAU MANUEL

DU MÉDECIN DOSIMÈTRE

LA THÉRAPEUTIQUE SIMPLISTE

PAR

LE Dʳ E. TOUSSAINT

Secrétaire général de l'Institut dosimétrique de Paris
Rédacteur en chef du journal *La Dosimétrie*

NOUVELLE ÉDITION

AUGMENTÉE D'UN APPENDICE

SUR LA

MÉDICATION ALCALOIDIQUE

DES ADULTES

PAR LES GRANULES COMPOSÉS DE CHARLES CHANTEAUD

PARIS

INSTITUT DOSIMÉTRIQUE

CHARLES CHANTEAUD, DIRECTEUR

54, RUE DES FRANCS-BOURGEOIS

1899

DÉDICACE

A MONSIEUR CHARLES CHANTEAUD
Pharmacien de 1re classe
Fondateur
de la Pharmacie dosimétrique

Mon cher Monsieur Chanteaud.

Quand, il y a deux ans, vous m'avez demandé d'écrire un Petit Mémorial de Thérapeutique, pour les praticiens désireux d'expérimenter la Dosimétrie, rendue si séduisante grâce aux alcaloïdes, sels et glucosides, que vous granulez avec tant de soins et de perfection dans vos laboratoires de la rue des Francs-Bourgeois, vous m'avez en même temps manifesté le très vif désir de voir un médecin dosimètre entreprendre un travail plus important, et rédiger un ouvrage dans lequel seraient passées en revue la plupart des affections que le médecin est appelé à rencontrer dans la pratique courante; mais qui, cependant n'aurait, ni le développement, ni le volume d'un livre de bibliothèque. Ce que vous souhaitiez, c'était, si j'ai bien saisi votre pensée, une sorte de Manuel permettant non-seulement au médecin de se remémorer d'un coup d'œil, un traitement oublié, mais à nos jeunes recrues de la

Société de Thérapeutique, et aussi aux praticiens hésitants, non encore convaincus, d'étudier une maladie mal comprise, d'apprendre une médication nouvelle, d'expérimenter des médicaments jusque là peu ou mal connus.

Ce manuel, mon cher Monsieur Chanteaud, je suis heureux de vous l'offrir aujourd'hui. Tout en l'écrivant selon les données de la Dosimétrie, je me suis inspiré d'une idée dès longtemps caressée, et que j'ai eu la satisfaction de voir partager par des esprits judicieux et éclairés, par des praticiens instruits et habiles, par des écrivains émérites : celle de simplifier et de rendre plus facile l'étude si longue, si surchargée, si accablante de l'art de guérir...

Je me suis efforcé de réduire, dans la limite du possible, le nombre des remèdes à étudier et des formules à retenir; et, persuadé que le médecin, vraiment digne de ce nom, ne doit avoir, au lit du malade, d'autre souci que d'agir vite et bien, j'ai cherché à faire passer dans l'esprit de mes confrères cette conviction qui est la mienne, que la meilleure façon de parvenir à ce but enviable, c'est de mettre en pratique une thérapeutique aussi peu compliquée que possible.

Agréez, mon cher Monsieur Chanteaud, l'expression de mes sentiments les plus affectueux.

Votre sincèrement dévoué.

Dᵣ E. TOUSSAINT.

PRINCIPES FONDAMENTAUX
DE LA DOSIMÉTRIE

« La Dosimétrie est une méthode médico-théra-
« peutique basée sur la physiologie et la clinique. »
C'est une méthode médicale.

En effet, la Dosimétrie constitue une réforme fondamentale de la vieille médecine classique compassée, solennelle, hésitante, expectante, temporisante...

Jadis, le médecin perdait au lit du malade un temps précieux à rechercher les causes de la maladie ; il s'attardait à faire dans un style pompeux l'historique de l'affection ; il discutait savamment le diagnostic pendant le premier septenaire avant de se faire une opinion bien nette, et ne se décidait à formuler un traitement, que quand le pronostic lui-même était posé, permettant ainsi à la maladie de faire des progrès que rien ne peut plus arrêter ; laissant s'établir la lésion organique contre laquelle les ressources de l'art manquent le plus souvent.

Le médecin dosimètre agit tout autrement. Avant même d'avoir assis d'une façon certaine son diagnostic, il essaye d'enrayer le mal.

Persuadé que toute maladie est causée par une rupture plus ou moins accentuée de l'équilibre physiologique, rupture qui se manifeste dans le plus grand nombre des cas par l'élévation de la température (fièvre), il a soin, dès qu'il s'approche d'un malade, de se rendre compte, à l'aide du thermomètre, de la chaleur du corps.

« En instituant la médication dosimétrique au « début des affections aiguës, on peut, le plus « souvent, ramener la température à la normale ; « la fièvre tombe ; les localisations organiques ne se « produisent pas ; la maladie est jugulée.

« Dans les cas de fièvres infectieuses, éruptives, « cycliques, la maladie évolue généralement d'une « façon régulière ; les éruptions se produisent faci- « lement, les complications sont conjurées.

« Dans les maladies chroniques, les grandes « fonctions sont autant que possible régularisées, « les forces vitales des malades sont soutenues « avec énergie et persévérance. »

La dosimétrie est de plus une réforme thérapeutique, et par suite, une réforme pharmaceutique.

Elle rejette systématiquement les vieilles drogues impures, les teintures si variables dans leur composition, si incertaines dans leurs effets, les extraits, les médicaments composés, les pilules, les potions, les poudres, les opiats, les électuaires si instables, si répugnants, si difficilement acceptés des malades...

Elle n'emploie que des médicaments simples, très purs, dont l'action est parfaitement étudiée et définie.

« *Elle a pour principale application l'emploi des*
« *alcaloïdes à doses réfractées, et exactement me-*
« *surées, sous la forme de granules très solubles :*
« *(granules dosimétriques de Charles Chanteaud).*

« *Ce mode d'emploi permet d'administrer les*
« *alcaloïdes à des doses relativement très considé-*
« *rables, d'une manière absolument inoffensive.*

« *Parmi les alcaloïdes, la strychnine au demi-*
« *milligramme, l'aconitine amorphe au demi-milli-*
« *gramme et la digitaline amorphe au milligramme,*
« *sont ceux dont l'action est la plus sûre.*

« *Ces trois alcaloïdes combinés (trinité dosimé-*
« *trique), constituent la formule défervescente la*
« *plus habituelle.*

« *L'administration de ces trois médicaments est*
« *justifiée dans toutes les maladies aiguës* ou
« CHRONIQUES, *chaque fois que la température dé-*
« *passe 38 degrés. Ils doivent être donnés toutes les*
« *heures, toutes les demi-heures ou tous les quarts*
« *d'heure, selon l'urgence.* »

— Les maladies aiguës réclament un traitement
intensif.

— Les maladies chroniques veulent un traitement moins énergique, mais prolongé.

« *Il faut persister jusqu'à effet (sueurs profuses,*
« *état nauséeux), hardiment, sans aucune crainte.*

« *L'expérience a été faite des milliers de fois sur*
« *les animaux, sur l'homme (et sur l'enfant), sans*
« *jamais provoquer aucun accident.*

« *Par analogie et par extension, les médecins*
« *dosimètres emploient — toujours à doses réfrac-*

« tées, mesurées à l'intensité de la maladie et aux
« forces du malade, — tous les autres alcaloïdes,
« et même tous les médicaments actifs. »

« *La méthode dosimétrique, ainsi généralisée,*
« *permet d'obtenir, sans danger, des effets utiles*
« *d'une grande puissance.* »

Telle est la doctrine mise en pratique à cette
heure par les partisans de la dosimétrie.

Mais, pour moi, j'estime, — et on verra plus
loin que je ne suis pas le seul à penser ainsi, —
que les médecins dosimètres n'ont pas besoin,
pour bien soigner leurs malades, pour les soulager et pour les guérir, *de vider les arsenaux* de
la pharmaco-chimie moderne.

Ils peuvent, avec un minimum de remèdes,
bien choisis, habilement maniés, et administrés
à propos, obtenir le maximum de *ces effets utiles,*
recherchés par tout praticien consciencieux.
C'est ce que nous allons essayer de démontrer
dans ce travail.

AVANT-PROPOS

POLYPHARMACIE

Jadis notre vieux professeur Piorry se complaisait à redire qu'avec une douzaine de préparations médicamenteuses, il remplissait à l'aise toutes les indications de la Thérapeutique.

Que dirait-il aujourd'hui s'il rentrait dans une de nos pharmacies à la mode ?

Elles sont pleines, elles sont encombrées d'étagères à multiples rayons, et encore arrive-t-il maintes fois que vous y entendez cette stupéfiante réponse à l'ordonnance : « Nous n'avons pas cette spécialité ! »

Le spécialiste tue le pharmacien ; voilà pourquoi tout pharmacien s'évertue à devenir spécialiste.

Chaque matin un nouveau médicament vient au monde ; c'est à jet continu que la chimie lance dans le formulaire médical des combinaisons inédites, toujours très supérieures à celles de la veille, et qui seront largement dépassées par les éclosions du lendemain.

Qui donc serait capable de chanter l'odyssée du fer, de l'opium, du quinquina, etc.?

Qui pourrait énumérer les innombrables tortures de ces martyrs de la spéculation ?

La seule nomenclature des préparations ferrugineuses formerait un gros volume !

Nous en sommes maintenant aux carbures aromatiques, les thymol, salol, phénol, etc., aux phosphates plus ou moins glycérinés, kolatés, etc., aux sérum de cheval, de mulet, de chèvre, de chien, sous la protection des célèbres docteurs devenus chimistes à l'école de Pasteur.

Que voulez-vous que fasse un praticien, le plus fort en mémoire, devant le déluge de prospectus qui inonde, chaque matin, sa boîte aux lettres ?

Nous avons, il est vrai, un Journal des *Nouveautés médicales*, mais s'il trouve toujours à se remplir, il ne trouve pas souvent à s'utiliser auprès du malade.

C'est, en vérité, une marée montante que la polypharmacie et ce ne sont pas les tenants des anciennes méthodes qui pourront l'arrêter, car personne n'ignore que l'abondance de médicaments est une preuve notoire de leur impuissance.

Il y a une vingtaine d'années, à l'aurore de la

Dosimétrie, alors que nous allions gaiement, avec quelques tubes de granules dans la poche, à l'attaque de l'ennemi, nous disions comme le sage antique Bias : *Omnia mecum porto !*

C'était la jeunesse, le renouveau, l'avenir souriant, et c'était vrai, et c'était admirable ! Quelques combinaisons très simples, très faciles, exécutées sur le champ, et la victoire était à nous !

Alors, pendant quelque temps, nous avons rêvé la défaite de la polypharmacie que le maître avait anathématisée.

Par malheur, c'est le maître qui a été vaincu !

Pour se mettre, sans doute, au niveau de son adversaire, pour attirer à lui les méticuleux de la thérapeutique, pour démontrer, peut-être, que la Dosimétrie se prêtait à toutes les exigences, il a granulé tous les produits des inventions modernes, et il a dirigé des tubes contre les symptômes les plus secondaires dont sa méthode n'avait nul besoin de s'inquiéter.

En tuant les chefs d'une armée, les soldats se débandent, à quoi bon les poursuivre ?

A dater de cette victoire de la polypharmacie, la granulation des alcaloïdes fut volée à la Dosimétrie, et sa méthode fut noyée dans ce débordement de granules.

Les formulaires dosimétriques se confondent presque avec les codes des allopathes !

Nous en avons une preuve dans l'ouvrage, d'ailleurs si distingué, d'Oliveira Castro ; ce livre magistralement écrit, savamment composé, poursuit, dans ses indications thérapeutiques, les mêmes errements que le système allopathique : rien n'y est oublié ; le moindre symptôme a son granule approprié.

De là vient que beaucoup s'imaginent faire de la Dosimétrie en se servant de granules aux lieu et place de potions et de pilules.

Mais la méthode ? Et ses principes ? Et sa supériorité ? Et le véritable progrès médical ?

Qui en tient compte ?

Rari nantes in gurgite vasto.

On est éclectique, on prend son bien où on croit le trouver ; on ne se donne plus la peine de calculer, de combiner, on prend le granule tout fait. C'est plus simple et plus commode.

Mais ne serait-il pas temps de réagir ? Comment ?

Je pose cette question à mes excellents collègues, les vrais dosimètres.

Faut-il éliminer de notre code pharmaceutique les séries de granules dont le but est d'une contingence secondaire ? Peut-être !

Le Dr Toussaint a fait un large pas dans ce chemin réformateur, et son excellent mémorial commence à rétrécir, avec beaucoup de sens pratique, le cercle des granules intrus.

Faut-il, dans les rapports de nos observations, insister davantage sur les principes de la méthode suivie ?

Je le répète, c'est la méthode qu'il faut dégager, relever, mettre en lumière !

Ce n'est pas la granulation des alcaloïdes que la Dosimétrie a jetée dans le monde médical ; certes ! c'est déjà un bienfaisant cadeau ; on le connaissait à peine !

Mais, *sa supériorité*, c'est la méthode.

Sa valeur, c'est la simplicité de sa médication.

Son ennemi, c'est la polypharmacie !

Dr BARMY.

A MONSIEUR LE DOCTEUR BARMY

d'Aniane (Hérault)

Mon cher Confrère,

Dans un intéressant article intitulé : Polyphar-macie, paru dans la Dosimétrie (numéro de juillet 1896) et que je reproduis ici pour éclairer le lecteur, vous avez excellemment traité un sujet qui me préoccupe depuis longtemps, et signalé avec une remarquable sûreté de main, ce que nous autres, vieux dosimètres, devons considérer comme le défaut capital de la Dosimétrie *contemporaine.*

Oui, certes, nous devons réagir contre cette tendance qu'ont aujourd'hui certains de nos confrères, — sans doute, comme vous le dites judicieusement, — pour démontrer que la Dosimétrie *se prête à toutes les exigences, à diriger contre les symptômes les plus secondaires des maladies, une pluie de granules nullement indispensables.*

Comment pouvons-nous le faire ! demandez-vous.

En éliminant, de notre code pharmaceutique, ainsi que vous le proposez vous-même, les séries de granules dont le but est d'une contingence secondaire.

Vous nous dites que le professeur Piorry, que vous avez connu, se complaisait à répéter « qu'avec une douzaine de préparations médicamenteuses, il

se faisait fort de remplir toutes les indications de
la Thérapeutique. »

Douze médicaments, c'était peut-être assez pour
un thérapeute de l'envergure d'un maître comme
Piorry.

(Paganini charmait bien son auditoire pendant
des heures, en jouant du violon sur une seule
corde !) Mais, pour nos faibles moyens, ce serait
par trop insuffisant.

Je pense que nous pouvons nous montrer un peu
moins avares des remèdes que la Providence met
dans nos mains.

En ce qui me concerne, si je cherche bien dans
ma mémoire quels sont les médicaments sérieux et
actifs que j'ai employés dans ma pratique journalière depuis seize ans, j'arrive à me convaincre que
j'ai soigné et, grâce à Dieu, bien souvent guéri
les affections aiguës, avec vingt et quelques substances actives, bien choisies, alcaloïdes, sels ou
glucosides, dont l'action est bien définie et l'efficacité incontestable.

Ces substances sont :

1. L'arséniate de strych-
nine.
2. Le sulfate de strych-
nine.
3. La brucine.
4. La caféine.
5. L'aconitine amorphe.
6. La digitaline amor-
phe.
7. La vératrine.
8. L'hyosciamine.
9. L'atropine.
10. Le chlorhydrate de
morphine.
11. La codéine.
12. Le calomel.
13. La santonine.
14. La colchicine.

15. Le camphre mono-
bromé.
16. Le nitrate de pilocarpine.
17. L'émétine.

18. L'ergotine.
19. La quassine.
20. Les divers sels de quinine.

Pour traiter d'une façon satisfaisante mes clients atteints de maladies chroniques, j'ai dû en outre employer une quantité à peu près égale d'autres médicaments, pour la plupart vieux remèdes éprouvés, dont l'action est efficace et sûre. Ce sont :

1. L'arséniate de fer.
2. L'arséniate de soude.
3. Le benzoate de soude.
4. Le carbonate de li-
thine.
5. Le phosphure de zinc.
6. Le valérianate de zinc.
7. L'acide salicylique.
8. Le salicylate de bis-
muth.
9. Le benzo-naphtol.
10. L'hélénine.
11. La pepsine.

12. La magnésie calcinée.
13. Le kermès.
14. Le podophyllin.
15. Le tannin.
16. Le sel de Grégory.
17. Le chlorhydrate de
cicutine.
18. Le proto-iodure de
mercure.
19. L'iodure de K.
20. Le glycéro-phosphate
de fer et de chaux.

Ces substances, ces remèdes, nous les étudierons brièvement et nous en ferons connaître les propriétés spéciales, les doses et les applications diverses.

En ajoutant à cette double série les Eaux minérales, et trois médicaments hors de pair, le **sulfhydral**, antiseptique interne, **l'iodoforme**, anti-bacillaire puissant, et le **sel de sedlitz**.

Charles Chanteaud, *ce roi des laxatifs rafraî-
chissants, ils pourront, comme nous l'avons fait
nous-même, sinon toujours, du moins dans l'immense généralité des cas, agir suivant leur propre
désir et suivant le désir de leurs malades : cito,
tuto et jucundo.*

*Le vieux maître Piorry, s'il revenait sur cette
terre, et m'entendait faire cette énumération, la
trouverait sans aucun doute beaucoup trop longue.*

*Et pourtant, combien elle devra paraître écourtée
aux lecteurs assidus des formulaires modernes, aux
expérimentateurs passionnés des nouveautés pharmaceutiques, aux amateurs de belles, longues et
sonores ordonnances !*

*Telle que je l'ai dressée, cette liste de médica-
ments me paraît cependant compatible avec la
bonne médecine, avec la thérapeutique rationnelle
et pratique. Je vais essayer de le prouver dans le
travail qui va suivre. Heureux si je puis arriver à
montrer la véracité de cette assertion que vous
avez vous-même hautement proclamée :*

*« La supériorité de la Dosimétrie réside tout
« entière dans la méthode. Sa valeur, dans la
« simplicité de sa médication. Son ennemi, c'est la
« polypharmacie. »*   Dʳ E. TOUSSAINT.

---

*P. S. — Cette lettre était écrite depuis plus de
deux mois quand est tombé sous nos yeux un très
bel article de M. Gabriel Viand, destiné à la Nouvelle revue de Médecine dosimétrique vétérinaire.*

Ce travail venait si bien à l'appui de notre thèse que nous n'avons pas hésité à prier son auteur de nous le laisser publier en guise de seconde préface, en tête de ce volume ; ce que nous a très gracieusement accordé M. Viaud, nous offrant en outre, pour servir de titre à ce petit Manuel, la formule concise et lumineuse à la fois que son esprit alerte a découverte et exprimée dans ces trois mots :

La Thérapeutique Simpliste

Dr E. T.

LA THÉRAPEUTIQUE SIMPLISTE

Plus les gens sont ignorants, plus ils ont foi aux panacées et plus ils insistent pour les faire adopter, dit Herbert Spencer. Vous avez mal au côté, à la poitrine, au ventre ? Immédiatement, sans avoir fait une enquête sur la cause probable du mal, on vous recommandera instamment un remède infaillible. Les esprits qui ne dépassent pas la moyenne ont conservé, d'une manière étonnante, la conception fétichiste, telle qu'elle se révélait chez le domestique d'un de nos amis. Pris en flagrant délit de boire des restes de médecine, il expliqua que c'était dommage de perdre de si bons remèdes et que ce qui faisait du bien à son maître lui en ferait aussi.

Mais la Science ne doit pas avoir de ces faiblesse. Comme l'a dit sagement Huxley : « La Science fait un suicide lorsqu'elle se jette aux bras de la croyance. »

Les écoles thérapeutiques, basées sur des idées *a priori*, n'ont enfanté que des systèmes erronés. Les théoriciens : Galien, Rasori, Broussais, n'ont donné qu'une thérapeutique stérile, justement abandonnée.

Plus tard, les progrès de la Chimie ont fait employer les atmosphères gazeuses d'abord, puis

les métalloïdes et les métaux, puis, enfin, comme
dernier terme des étapes rationnellement fran-
chies, les *alcaloïdes*, granulés et dosés, dont l'effet est d'autant plus sûr qu'ils sont plus solubles et administrés par doses réfractées, jusqu'à
effet.

Les découvertes immortelles de Pasteur ont
fait faire un pas immense à la connaissance des
causes de maladies. Nous savons comment nais-
sent, se développent et agissent sur l'organisme,
ces infiniment petits, innombrables ferments
morbides, qu'une hygiène rigoureuse peut seule
combattre et limiter.

Mais n'oublions pas que le microbe est un être
vivant, dont on ne reconnaîtra le mode d'action
que du jour où l'on connaîtra sa biologie. Tout
est là. Persuadé que ce jour viendra, répétons,
avec Bouley : « Un grand avenir se prépare.
Nous l'attendons avec la confiance d'un croyant
et le zèle d'un enthousiaste. »

Grâce aux recherches faites dans la voie pasto-
rienne, nous avons, sur la fièvre et l'inflammation, des notions assez satisfaisantes pour que
notre raison se croie en possession d'une expli-
cation valable. Et cette vérité nouvelle est l'écla-
tante confirmation des croyances passées. L'hu-
meur peccante, l'épine de Van Helmont, sont
représentées par les microbes; le principe vital,
la nature médicatrice, ont pour champion le
globule blanc.

Et c'est ainsi que les plus récentes découvertes

se relient à la vieille école d'Hippocrate, basée sur les quatre axiomes suivants :

1. — Quand une maladie doit guérir spontanément, observer par quel procédé elle guérit ;

2. — Imiter le procédé qu'emploie la nature pour arriver à la guérison ;

3. — Quand une maladie ne guérit jamais spontanément elle est incurable pour l'art ;

4. — Quand une maladie guérit spontanément, laissez faire.

On relit toujours avec plaisir ces pages pleines de bon sens, qui n'ont pas vieilli. Comme le répétait M. Jacotin, après M. le professeur Bouchard, ce qu'il y a au fond des doctrines actuelles, « c'est la réaction passagère ou persévérante de l'économie. Nous rentrons ainsi dans la vraie doctrine médicale dont plusieurs ont cru que nous nous détournions. »

Les instruments de précision mis à la disposition du médecin ont assuré le diagnostic et simplifié l'observation médicale. On peut assurer que l'emploi du microscope, du sthétoscope, de l'ophthalmoscope, du thermomètre, ont plus aidé au progrès du diagnostic des maladies que les plus savantes théories.

La température donne une idée très exacte de la gravité des maladies. C'est depuis que le thermomètre fait partie de l'arsenal médical, et surtout depuis que l'on a pris l'habitude d'établir des feuilles de température que l'on a été mieux renseigné sur la marche des maladies et que la saignée a été réservée aux seules affections aiguës qui réclament l'emploi de ce moyen, réputé autrefois panacée universelle.

Il ne viendra à l'esprit de personne de pratiquer la saignée à tort et à travers, c'est-à-dire de diminuer les globules blancs, les défenseurs de l'organisme, contre l'invasion des microbes.

On s'explique très bien pourquoi la saignée a dominé si longtemps la thérapeutique : c'est que, depuis Galien, qui avait localisé la fièvre dans les vaisseaux sanguins, c'était toujours par l'exagération du pouls, sa dureté, que l'on avait jugé de l'importance de la fièvre.

Nous savons aujourd'hui que c'est à la température que l'on demande les renseignements fournis autrefois par les pulsations.

Depuis Hippocrate jusqu'à Pasteur, les systèmes ont donc toujours visé le même but; depuis les anciens temps jusqu'à nos jours, les médecins ont toujours eu la même prétention d'expliquer ces deux phénomènes : la fièvre et l'inflammation.

On peut dire que *le symptôme fièvre domine toute la médecine.*

La médecine dosimétrique, dont le but est d'aider la nature, n'a pas négligé ce symptôme. C'est contre lui qu'elle a dirigé tous ses efforts et nous savons avec quels succès. Ce sera l'honneur des fondateurs de la méthode dosimétrique, et surtout des vulgarisateurs de cette doctrine médicale d'avoir doté la thérapeutique d'une formule défervescente dont l'emploi est, pour ainsi dire, toujours indiqué dans la plupart des affections aiguës.

Mais nous voyons un autre résultat à l'adoption de l'alcaloïdo-thérapie : *c'est qu'elle tend à simplifier la thérapeutique*, véritablement encombrée, depuis quelques années, d'un nombre incalculable de drogues diverses, médicaments composés, à action incertaine, sinon nuisible. La dosimétrie, en n'employant que des substances d'une pureté irréprochable, et surtout en proportionnant le remède au mal et au malade, nous a débarrassés à tout jamais des médications *a priori*, des applications vésicantes faites avant même d'avoir acquis la certitude que leur action ne sera pas sans danger, des administrations de bols, d'électuaires repoussants, etc., dont l'action n'est nullement justifiée.

Quand on songe à l'agréable mélange de médicaments qui était jadis la base du traitement de la pneumonie, par exemple, on ne peut que se féliciter d'avoir enfin une médication simple et efficace, grâce à la dosimétrie.

La méthode rasorienne (kermès, émétique), les électuaires adoucissants ou narcotiques, la pommade stibiée, les trochisques d'ellébore, le calomel associé à l'opium (méthode anglaise), l'acétate de plomb mêlé à l'opium (méthode allemande), ont cédé la place au traitement rationnel tant de fois exposé dans les publications dosimétriques.

La thérapeutique *simpliste* est dans l'air, son ère est proche ; elle remplacera fatalement l'ancienne pharmacopée, au plus grand bénéfice des malades.

De même que nous avons préconisé, dans des études antérieures, l'emploi des agents naturels ou physiatriques, de même nous combattons ici la médecine polypharmaque. Jamais la polypharmacie n'a tant fait de ravages que de nos jours. L'industrialisme des annonces pharmaceutiques l'a porté à son paroxysme, et aujourd'hui, chaque jour à peu près, éclot quelque nouvelle substance à propriétés médicamenteuses mirifiques. Leurs promoteurs vont les puiser souvent, et surtout, dans les innombrables combinaisons et quintessences des dérivés de la houille, des pétroles, benzines, ou analogues, aux noms baroques. Comme beaucoup de ces corps composés sont des produits ou résidus des couleurs dérivées de l'aniline, c'est dans les fabriques de ces couleurs que vont s'alimenter les pharmaciens !!! Des journaux se sont fondés pour préconiser ces produits et en servent, dans chaque numéro, à leurs lecteurs, une nouvelle fournée, plus efficace, *sur le papier*, l'une que l'autre. Le moindre inconvénient de cette polypharmacie nouvelle, c'est d'agir à la hâte et sans la sanction de l'expérience des médicaments dosés que nous connaissons si bien.

C'est surtout d'Allemagne que nous vient cette inondation de produits malfaisants. Voici la fournée d'un seul jour : acide gayacolcarboxilique, antidiphtérine, antiseptol, benzotol, boldoglucine, cétrarin, chimophiline, éphédrine, nouveaux aristols, ouabaïne, salipyrine, trional, ulexine, etc., et nous en passons !

Que nous voilà loin de Sydenham, qui prétendait pouvoir faire toute sa thérapeutique avec ce qu'il appelait sa *pharmacopée*, laquelle se réduisait à un « calmant, un tonique et un évacuant ! »

Mais le règne de la polypharmacie ira diminuant tous les jours ; celle-ci n'est plus de notre époque et le mieux serait de l'oublier. Elle passera comme ont passé les grandes épidémies. Et ce jour là, il faudra bien reconnaître que la dosimétrie *a bien mérité de la médecine.*

En face d'un malade le médecin d'aujourd'hui ne se demande pas tout d'abord, comme son confrère d'un autre siècle : Vais-je le saigner, le purger ou le faire suer ? Il y a maintenant la question préliminaire : *faut-il un autre traitement qu'un bon régime ?* Parmi les médecins d'aujourd'hui, plus le jugement est formé par l'étude, moins on cède à l'impulsion du « il faut faire quelque chose ».

Gabriel VIAUD.

(Revue dosimétrique vétérinaire.)

LES VÉRITABLES
MÉDICAMENTS DOSIMÉTRIQUES
DE CHARLES CHANTEAUD

Il ne se passe guère de mois, chaque année, sans que nous assistions, à la Société de thérapeutique dosimétrique de Paris, à un spectacle qui porte avec lui un grand enseignement !

Un médecin ou un vétérinaire nous envoie une communication, ou vient lui-même nous lire en séance une observation d'un cas de maladie plus ou moins grave, traitée suivant les lois, et avec les médicaments préconisés par la Dosimétrie.

Soudain, l'attention de l'assistance est mise en éveil par une phrase analogue à celle-ci : « La « guérison a été retardée par suite de l'adminis- « tration, le deuxième jour, de *granules iner- « tes...* »

Aussitôt, les interruptions se croisent, une discussion s'engage et chacun raconte ce qu'il a vu, ce qu'il sait. La Société émet l'avis unanime qu'il est nécessaire que les dosimètres, en vue du succès de la méthode, surveillent avec soin l'origine, la pureté de la composition, la solubilité et le dosage exact des granules qu'ils emploient.

L'orateur, reprenant la parole, nous apprend alors que *les granules inertes* qui avaient, à un moment donné, été administrés au malade en question, *ne sortaient pas de la maison* qui fournit d'ordinaire aux dosimètres leurs armes de précision, de celle que nous sommes en droit d'appeler la *maison mère des médicaments dosimétriques*.

Le calme se rétablit aussitôt ; la Société vote d'acclamation une nouvelle motion de confiance à M. Charles Chanteaud, fondateur de la pharmacie dosimétrique... et on passe à l'ordre du jour.

Je voudrais faire ressortir l'importance de ces votes unanimes et périodiquement renouvelés, d'une Société savante, dont les membres ont pu suivre, pour ainsi dire au jour le jour, les travaux du laboratoire et des ateliers de fabrication du directeur de l'Institut dosimétrique de la rue des Francs-Bourgeois, en expérimenter incessamment les produits, en vérifier l'activité, en constater l'excellence.

Ils prouvent précisément que, sous le rapport de *l'origine*, de la *pureté de composition*, de la *solubilité* et *du dosage*, les granules *Charles Chanteaud* donnent entière satisfaction à tous les médecins qui les emploient.

En est-il de même de tous les granules vendus dans les pharmacies ? Assurément non.

Des analyses qualitatives et quantitatives, faites à diverses reprises par un chimiste expert,

M. Houdas, dont l'habileté et la conscience sont notoires, ont prouvé qu'une foule de granules du commerce laissent beaucoup à désirer, comme composition ou comme facture.

Les uns contiennent de *la farine*, d'autres de *l'amidon*; certains sont enrobés avec *du tolu*, ce qui en rend la dissolution fort lente et peut donner lieu à des phénomènes d'accumulation.

Ce qui a fait le succès de la Dosimétrie, ce qui a permis à la doctrine des petites doses réfractées, administrées jusqu'à effet, de progresser et de se répandre dans le monde entier, *c'est la perfection des granules Charles Chanteaud.*

Quelques médecins s'imaginent pouvoir faire de la Dosimétrie, *sans employer les véritables médicaments dosimétriques.* Ils n'ont aucune confiance, assurent-ils, dans des granules préparés à *la bassine!* Et ils préfèrent la dragée, la tablette, discoïde, ou même la vieille pilule classique.

Ces médecins sont dans l'erreur. Il suffit, pour s'en convaincre, de lire ce qu'écrivait dans la *Nouvelle Revue de Médecine et de Thérapeutique Dosimétrique*, le savant professeur italien (1) S. Laura, de Turin.

« La science chimique a défini d'une manière incontestable et irréfutablement démontré que *dans le granule Charles Chanteaud en général*, et *pour chaque granule en particulier*, la substance chimique avec ses caractères distinctifs est réellement

____

(1) Les Médicaments dosimétriques, substance et forme. (La *Dosimétrie*, n° de mai 1895.)

pure, sans aucun mélange, et que la dose indiquée pour chacune des substances médicamenteuses qui entrent dans la variété des granules
dosimétriques est presque mathématique. A cette
définition de la substance, donnée par la chimie,
répond parfaitement le témoignage de la clinique, qui démontre, elle aussi, par des faits innombrables, l'action thérapeutique propre et spéciale
de chaque agent chimiquement pur.

« Nous avons donc une entière et parfaite connaissance de *notre arsenal thérapeutique.*

« Les expériences faites sur les animaux sains
et sur l'homme en état d'intégrité fonctionnelle,
ont parfaitement démontré de leur côté ce que la
chimie et la clinique avaient déjà assuré et cer-
tifié pur. *Le granule a le triple sceau de la science
chimique, physiologique et clinique.*

« ... La substitution au granule de la pilule, de
la dragée ou de la tablette, loin de réaliser un
progrès, est au contraire un vrai recul dans l'art ;
on ajoute à l'agent actif des substances étran-
gères ou inutiles, ou bien lourdes à l'estomac,
qui rendent la médecine des enfants, des femmes
et des gens délicats à peu près impraticable,
tandis que le granule, par sa petitesse, par sa
grande solubilité, représente un médicament
agréable et singulièrement facile à administrer.

« La *solution* n'est pas davantage préférable aux
granules ; car, pour ne parler que de la possibi-
lité d'altération du remède et d'erreur de la part
du pharmacien, l'administration de ces *solutions*

titrées, par gouttes, par cuillerées, n'est pas aussi parfaite qu'avec le granule qui, du reste, selon les circonstances, peut très bien être dissous dans de l'eau ou dans les boissons ordinaires, etc... »

*
* *

Tout ce que nous avons dit au sujet des granules dosimétriques, nous pourrions le répéter pour le sel de Sedlitz Ch. Chanteaud.

Cette préparation magistrale, qui doit sa réputation à sa pureté, à son absolue et très rapide solubilité, à sa limpidité, à son efficacité si remarquable sous un petit volume, n'a à redouter aucune comparaison avec les préparations similaires, que l'on trouve à des prix plus ou moins bas dans quelques officines.

Les gens sérieux ne peuvent se laisser prendre à la grossière amorce *du meilleur marché.* Ce que tout le monde recherche et exige, c'est un bon produit, agréable à prendre, et qui agisse vite et bien. Pour avoir un semblable médicament, il faut le payer ce qu'il vaut.

*
* *

De tout ce qui précède, nous concluons : La Dosimétrie représente bien, par la nature de ses moyens médicamenteux purs et par la forme qu'elle donne au remède, la médecine exacte.

sûre, commode et agréable tant souhaitée par nos pères.

C'est par elle, par elle seule, que l'on peut réaliser la thérapeutique idéale, la *Thérapeutique simpliste.*

Dr E. TOUSSAINT,

LA THÉRAPEUTIQUE
SIMPLISTE

A

Adénite

L'adénite est, à proprement parler, l'inflammation *d'une glande*. On devrait dire :

« Adénite de la mamelle.

« Adénite de la parotide. »

Mais, on donne à ces affections le nom de mammite, parotidite, et on réserve spécialement la dénomination d'*adénite* à une inflammation des ganglions lymphatiques, que l'on appelle vulgairement des glandes.

On dit couramment adénite cervicale, adénite sous-maxillaire, adénite inguinale, adénite axillaire, pour désigner des engorgements ganglionnaires de ces régions.

Les causes les plus ordinaires des adénites sont des plaies ou de simples écorchures, des gerçures mal soignées, malpropres ou irritées, parfois de simples contusions.

La scrofule et la tuberculose peuvent aussi amener, par suite de la viciation du sang, des inflammations des ganglions, des adénites suppurées et phlegmoneuses.

Les adénites évoluent lentement.

Le glanglion qui s'enflamme grossit, devient dur, puis douloureux.

D'abord mobile au milieu des tissus, il les comprime et les irrite à la façon d'un corps étranger, puis il amène un empâtement de toute la région circonvoisine.

A ce moment, la peau rougit, la fièvre s'allume, indiquant qu'un foyer purulent se forme au centre du ganglion.

Les indications, au début des adénites, sont d'abord de bien en reconnaître les causes, de combattre les diathèses ; puis, de soigner localement les engorgements et les abcès.

Le **sulfhydral**, l'iode et l'**arsenic** sont les principaux médicaments à opposer à l'infection générale.

La fièvre, qui est parfois très intense, doit être combattue par la **trinité dosimétrique.**

Quand le médecin est appelé auprès d'un malade avant que le mal soit parvenu à suppuration, il doit toujours tenter la résolution de l'engorgement.

Pour cela, il fait appliquer sur la région gonflée, dure et douloureuse, une pommade résolutive et des cataplasmes émollients, soit une couche de teinture d'iode recouverte de collodion élastique (Le Grix), soit le collodion iodoformé (iodof. 2, — collod. 30). (d'Oliveira Castro).

S'il survient des frissons, on donnera l'**aconitine** et la **strychnine** (**brucine** chez les enfants), et en cas d'intermittence, le **ferro-cyanate de quinine** dans le jeune âge, et l'**arséniate de quinine** aux adultes.

Dès que le pus est formé, l'évacuer et panser la plaie antiseptiquement, surveiller la cicatrisation, craindre les fistules, les cicatrices difformes.

Albuminurie

Perte par les urines de l'albumine contenue normalement dans le sang.

L'albuminurie est un symptôme qui se rencontre dans plusieurs maladies : fièvres éruptives, maladies infectieuses, inflammations graves.

Elle complique souvent l'anémie, la grossesse, le diabète, etc.

Curable à l'état transitoire, elle est inguérissable alors qu'elle est entretenue par une lésion organique du rein.
(Voir *Néphrite* et *Mal de Bright*.)

Alcoolisme

Nom donné à l'ensemble des désordres qu'amène dans l'organisme l'usage immodéré de l'alcool sous toutes ses formes.

Il ne faut pas confondre les *alcooliques* avec les *ivrognes*. Un homme peut devenir alcoolique sans jamais s'enivrer.

Un autre peut au contraire s'enivrer plusieurs fois par an, sans pour cela être un alcoolique.

On est tout étonné, parfois, de rencontrer chez des gens du monde, chez des femmes même, de la meilleure compagnie, des symptômes d'alcoolisme.

L'usage constant de l'alcool, la coutume de prendre par exemple chaque jour une goutte d'eau-de-vie dans son café, ou bien d'avaler après les repas un petit verre de liqueur, amène fort bien, à la longue, des accidents très francs d'alcoolisme, tels que le tremblement des mains, le vacillement sur les jambes, les terreurs nocturnes, les troubles de la vue, les hallucinations, la cirrhose du foie....

Parfois, le médecin ne s'aperçoit de l'empoisonnement alcoolique qu'à l'occasion d'une légère opération chirurgicale, ou bien en soignant un malade atteint de pneumonie.

Les alcooliques blessés sont souvent atteints de délire; leurs plaies guérissent plus difficilement que celles des gens qui vivent sobrement.

Les alcooliques invétérés ont un aspect spécial qui les fait facilement reconnaître.

Buvant toujours beaucoup, ils sont constamment sur la limite de l'ivresse, et il suffit souvent d'un rien pour les faire tomber dans des accès terribles de folie alcoolique (*delirium tremens*).

L'indication principale est toujours de conseiller la diminution progressive des doses de boissons journalières, sans pour cela exiger une cessation brusque qui est souvent préjudiciable. Mais, la crise d'alcoolisme aigu (l'ivresse), qui consiste en agitation, regard hébété, tremblement, difficulté de la parole, conceptions délirantes, devra être traitée avec énergie, car plus elle dure longtemps, plus elle est dangereuse.

1° Si la chose est possible, on débarrassera l'estomac de la grande quantité de liquide absorbé.

Les ivrognes vomissent d'ailleurs d'eux-mêmes fréquemment, ce qui est vraiment providentiel, car, s'il fallait que tous les buveurs absorbent l'énorme quantité de vin et d'alcool qu'ils boivent parfois, ils seraient bien vite terrassés.

2° L'excitation nerveuse sera apaisée par les granules suivants :

Arséniate de strychnine.
Hyosciamine.
Digitaline.

Un granule de chaque, les 3 ensemble tous les 1/4 d'heure d'abord, puis toutes les 1/2 heures jusqu'au retour du calme.

3° Aussitôt que le malade aura bien repris conscience de lui-même, le médecin lui expliquera avec fermeté les dangers que lui fait courir sa funeste passion, il fera appel à ses bons sentiments et lui fera promettre de fuir les occasions de boire.

Généralement, les alcooliques mangent peu et mal.

On essaiera de rétablir les fonctions de l'estomac avec les amers.

On ordonnera

Arséniate de strychnine, 1 granule.
Quassine, 2 granules.

les 3 ensemble avant chaque repas.

Si les malades ne peuvent supporter les aliments ordinaires, on les mettra pour un temps au régime lacté :

Lait coupé d'eau de Vichy (Hôpital ou Célestins), par petites verrées toutes les 2 heures.

Si la soif est ardente, on permettra de la limonade, de l'orangeade ou de la citronnade, et parfois des grogs au café, du bouillon froid.

Alcoolisme chronique

Dans l'alcoolisme chronique, la **Strychnine** doit être donnée à doses filées et continues. Un granule toutes les deux heures, voire même toutes les heures, et dans certains cas, toutes les 1/2 heures, si le malade est très déprimé.

On éloigne les doses à mesure que les tremblements disparaissent, que l'esprit devient plus lucide, que l'alcoolique reprend du goût à la nourriture, et se sent disposé au travail et à la vie de famille.

L'abus des boissons alcooliques entraîne à sa suite deux graves maladies : la *gastrite et la cirrhose du foie.* Voir ces mots.

Aménorrhée

Du jour où elle devient nubile, jusqu'au moment où sonne pour elle l'heure de la ménopause, la femme perd chaque mois par les organes génitaux une certaine quantité de sang.

Cette perte est absolument physiologique.

La femme, comme les autres femelles de mammifères, éprouve normalement, chaque mois, pendant quelques jours, une congestion intense des organes génitaux internes. Une des vésicules de de Graaf se rompt, un ovule se détache, tombe dans la trompe de Fallope, passe de là dans l'utérus et s'échappe au dehors, entraîné par le sang qui s'écoule de la plaie ovarique. On peut donc dire que la femme *pond* chaque mois un ovule

Ce phénomène périodique et régulier est désigné par une foule d'expressions et de périphrases : *Les règles, les menstrues, les époques menstruelles...* La femme dit aussi qu'*elle a ses sangs, son mois, ses époques*, etc.

Si sans être enceinte, la femme parvenue à l'âge de puberté, ne voit pas apparaître ses menstrues, où n'a ses époques qu'à des intervalles éloignés et irréguliers, elle est atteinte d'*aménorrhée*.

Le médecin doit rechercher les causes de cette absence de règles ou de cette irrégularité.

L'aménorrhée peut dépendre d'une imperforation de l'hymen, chez la jeune fille ; d'une étroitesse extrême du col utérin, chez la femme.

Elle réclame alors un traitement chirurgical.

Mais, ces aménorrhées mécaniques sont rares, et les causes ordinaires du retard dans l'établissement des règles chez la jeune fille, ou de leur suppression chez la femme mariée, sont l'*anémie*, la *chlorose* et la *phtisie*. (Voir ces mots.)

TRAITEMENT. — La jeune fille pâle et délicate doit suivre un régime spécial et être soumise à une sorte d'entraînement qui la prépare à la transformation qu'opérera en elle la puberté.

La jeune femme qui, par suite de maladies ou de fatigues, voit ses règles suspendues, doit être traitée d'une façon analogue.

INDICATIONS GÉNÉRALES. — Dans l'intervalle des époques menstruelles, il importe de fortifier les malades et de leur faire le plus de sang rouge possible.

Pour cela, il faut : *a.* réveiller l'appétit ; *b.* ordonner une bonne alimentation, etc. ; *c.* administrer des médicaments toniques ; *d.* combattre la constipation qui est habituelle.

TRAITEMENT EXTERNE. — Les bains salins, les bains sulfureux, le drap mouillé, les douches froides, la gymnastique, sont de précieux adjuvants de la médication interne, et peuvent rendre de très grands services.

Traitement interne. — *A*. Dans l'intervalle des époques :

a. Les malades doivent pratiquer fréquemment — et dans certains cas, tous les matins — le lavage intestinal à l'aide du **sedlitz Ch. Chanteaud.**

b. Ils doivent avant les deux principaux repas, avaler :

Arséniate de strychnine... 1 granule
Quassine..................... 2 granules
Phosphate de fer.......... 2 —

les cinq ensemble.

Le **phosphate de fer** peut être remplacé par les granules de **glycéro-phosphate de fer et de chaux Ch. Chanteaud**, dosés à 2 centigr. Quatre à six à chaque repas.

On peut corser le régime avec des peptones, et couper le vin avec une macération de quinquina.

B. Au moment des règles :

Il faut par tous les moyens appropriés dissiper le spasme utérin et favoriser l'afflux sanguin.

1. Fomentations calmantes sur le ventre.
2. Cataplasmes.
3. Boissons chaudes.
4. **Sulfate de strychnine ;**
   Hyosciamine ;
   Ergotine.

Un granule de chaque toutes les 20 à 30 minutes, pendant les tranchées.

5. En cas d'exaltation nerveuse :

Phosphure de zinc ;
Valérianate de zinc.

5 ou 6 granules de chaque par jour.

Amygdalite

Inflammation et gonflement d'une ou des deux amygdales.

(Voir *Angine tonsillaire*.)

Anémie

L'anémie est une maladie caractérisée par une perte d'équilibre des éléments constitutifs du sang.

Le sérum ou partie liquide du sang, s'accroît aux dépens des globules et de l'albumine dont la quantité tombe au-dessous de la normale.

C'est une affection secondaire qui succède, soit à des maladies organiques graves et de longue durée, soit à une ou plusieurs abondantes pertes de sang : hémorrhagies traumatiques; pertes des accouchées; épistaxis des hépatiques; hématémèses des hystériques; hématurie des gens atteints de calculs, de néphrite ou de cancer du rein; hémoptysies des phtisiques, etc., etc.

Dans cette sorte d'anémie, c'est la masse totale du liquide nourricier qui est diminuée dans des proportions plus ou moins inquiétantes.

Dans d'autres variétés, ce sont les globules seuls qui diminuent, de telle sorte que le sang décoloré devient à peine rosé.

Dans d'autres encore, le sang, privé d'une partie de l'albumine qu'il contient à l'état normal, est réduit à l'état de sérosité aqueuse et transsude au travers des tissus. (Voir *Albuminurie, Anasarque*).

INDICATIONS. — Dans les cas d'anémie aiguë, suite de blessure, le remède le plus rapide et le plus efficace, est la transfusion du sang.

En toute autre circonstance, et quelle que soit la cause du mal, on devra traiter l'anémie par les toniques et les reconstituants.

On conseillera un régime substantiel, du bon vin, la vie au grand air.

Des frictions sèches au gant de crin, l'hydrothérapie, les bains de mer quand cela sera possible.

Les malades prendront, au commencement de chaque repas :

1 granule **d'arséniate de strychnine** ;
2 granules **d'arséniate de soude** ;
2 — **d'arséniate de fer.**

les cinq ensemble.

On pourra, au bout d'un certain temps, remplacer l'**arséniate de fer** par le **glycéro-phosphate de chaux et de fer** en granules de 2 centigr., à raison de 6 à 8 de chaque, deux fois par jour.

L'eau d'Orezza, l'eau de Bussang, l'eau de Renlaigue, bues avec le vin, augmentent l'appétit, facilitent la digestion et aident au relèvement des forces.

On peut aussi corser le traitement avec une préparation tonique éprouvée : vin de viande, poudre de viande, peptone, peptonate de fer, etc. (*Voir chloro-anémie.*)

Angines

On donne le nom d'angine à une catégorie nombreuse de maladies, de gravité, de marche et de durée fort différentes, qui ont pour siège l'une quelconque des parties de l'isthme du gosier, et sont souvent désignées, en groupes, sous le terme général de *Maux de gorge*.

Quelques angines sont le résultat d'un refroidissement ; d'autres ont pour cause une irritation locale, d'autres précèdent ou accompagnent des fièvres éruptives..., *angine scarlatineuse, angine variolique*, etc.

Certaines angines sont des maladies purement locales, qui évoluent sans complication, et guérissent toujours après quelques jours de repos et de soins.

Il en est d'autres qui entraînent avec elles une infection de l'organisme, et déterminent des symptômes généraux plus ou moins graves, contre lesquels les remèdes les plus énergiques restent parfois impuissants.

Dans les premières, la gorge est enflammée, rouge, luisante. Dans les autres, les amygdales, le voile du palais ou les régions environnantes, sont le siège d'un exsudat (angines blanches) de nature variable.

De là, le classement suivant :

Angine simple, inflammatoire, érythémateuse, angine pultacée, angine tonsillaire, angine pseudo-membraneuse, qui peut être ou non *diphtérique.*

Ces angines ont toutes une marche rapide.

L'angine simple peut cependant passer à l'état chronique. On la rencontre fréquemment chez les chanteurs, les orateurs, les fumeurs, principalement chez les herpétiques.

On la désigne alors sous le nom d'*angine* ou mieux de *pharyngite granuleuse.*

Il est souvent difficile de faire, au début d'un mal de gorge, un diagnostic ferme, la plupart des angines à exsudat commençant de la même façon.

Comme, d'autre part, il est prouvé aujourd'hui que toutes ces angines peuvent à un moment donné, par suite d'une association ou d'une transformation microbienne, *devenir toxiques*, il importe de bien connaître les formes multiples que peuvent revêtir ces affections, les moyens de les distinguer les unes des autres, et les remèdes capables de les enrayer.

L'angine simple érythémateuse, causée par un refroidissement, une irritation de la muqueuse sans lésion organique, guérit toujours avec quelques gargarismes émollients, des pastilles de **cocaïne chloroboratée** et quelques granules d'**aconitine amorphe** et de **benzoate de soude.**

Angine chronique ou pharyngite granuleuse

Les personnes qui par métier parlent beaucoup, celles aussi qui fument sans mesure, celles qui vivent dans des usines de produits chimiques dégageant des poussières ou des gaz irritants, sont sujettes à ce genre d'angine, qui se traduit par une irritation incessante de l'arrière-gorge, et une congestion excessive des petits vaisseaux qui sillonnent le pharynx, avec sensation de sécheresse et de brûlement de toute la muqueuse.

A l'examen, on trouve tout le gosier enflammé ; la muqueuse, d'un rouge intense, est parsemée de petites élevures saillantes (granulations) qui donnent au malade la sensation de corps étrangers, et déterminent des *hems* répétés, et parfois des accès de toux fatigants.

On traite ces angines par des gargarismes émollients au début, puis, par des attouchements des granulations avec un pinceau imbibé d'une préparation astringente : **teinture d'iode** ou **glycérine boriquée, glycérine au tannin**, etc., des vaporisations d'eau sulfureuse dans la gorge, et l'absorption matin et soir d'un demi-verre d'eau sulfureuse (Enghien, Mont-Dore, Eaux-Bonnes).

Les herpétiques ont de grandes dispositions à des poussées d'angine, d'une nature particulière, dite *angine herpétique*, qui se développent sous les influences les plus diverses : par exemple, après avoir mangé du gibier, du poisson de mer, fumé un cigarre, bu un verre de liqueur forte, etc.

Le meilleur traitement de ces sortes d'angines est le traitement arsenical.

Arséniate de soude : 2 à 3 granules à chaque repas. Régime sévère.

Pastilles cocaïnées pour calmer l'irritation.

Angine diphtéritique

L'angine diphtéritique, affection microbienne et contagieuse, peut frapper aussi bien les adultes que les enfants ; toutefois elle est plus fréquente dans l'enfance.

Elle peut survenir à la suite d'un *contage avéré*, après une courte période d'incubation (de 24 à 36 heures), mais elle se déclare parfois, sans qu'on sache pourquoi ni comment, sur des sujets ayant l'apparence d'une santé parfaite. (Le contage, dans ce cas, n'est pas connu, mais rien ne prouve qu'il n'existe pas !)

Un refroidissement, une fatigue, en sont alors les causes *occasionnelles*.

Le malade se plaint de courbature, de mal de tête, d'un peu de gêne dans la déglutition, de douleurs dans tout le cou qui peu à peu devient le siège d'un gonfle ment *uni* ou *bilatéral*, plus ou moins considérable (cou proconsulaire.)

Si l'on examine la gorge tout à fait au début du mal, on découvre sur l'une des amygdales, ou sur un point quelconque de l'isthme du gosier, un ou plusieurs îlots d'un exsudat blanc grisâtre, qui bientôt se rejoignent et forment une plaque, une *fausse membrane nacrée, résistante*, solidement implantée sur la muqueuse, faisant corps avec elle, et ne se laissant pas, comme l'exsudat de l'angine pultacée, enlever par un simple badigeonnage, ou bien se reformant avec rapidité. Suivant l'étendue, le degré de ténacité de ces fausses membranes, et leur puissance de reproduction, le degré de virulence des bacilles qui les habitent, on peut présumer de la gravité plus ou moins grande de la maladie. Aussi le médecin doit-il, dans tous les cas d'angines blanches, examiner lui-même ou faire examiner au microscope les débris de fausses membranes qu'il peut extraire de la gorge de ses malades, et, si la chose est possible, faire faire par un bactériologiste des ensemencements et des cultures de bacilles, afin de savoir si l'exsudat renferme des streptocoques, des staphylocoques ou des bacilles de Lœffler, seuls ou associés.

Disons toutefois, avec notre maître M. le Dr Variot, qu'il ne faut pas attacher une trop grande importance à cet *examen bactériologique*, et qu'il faut surtout s'attacher à *l'examen clinique*.

Tel malade, dont le mucus pharyngé ne renferme que quelques bacilles, peut avoir une affection mortelle. Tel autre, dont les fausses membranes décèlent une purée de microbes..., peut guérir ; d'ailleurs, le meilleur bactériologiste ne pouvant pas, en moins de 24 à 48 heures, affirmer la virulence des bacilles découverts dans les débris soumis à son examen, il importe de commencer, sans attendre le résultat de ces analyses, un traitement antibacillaire.

La fausse membrane est fabriquée de toutes pièces par un bacille (bacille de Lœffler) qui vient se fixer dans l'arrière gorge, y élit domicile et y prolifère.

Le bacille par lui-même ne constitue pas un danger bien grand *pour l'organisme ;* mais il sécrète *des toxines*, produits toxiques qui sont pour l'économie de redoutables poisons.

Le traitement de l'angine diphtéritique doit donc être dirigé et *contre le microbe ou bacille* qui crée la fausse membrane et contre *les toxines* qui sortent de lui.

La dosimétrie oppose *au bacille de Lœffler* et *aux toxines elles-mêmes*, le **sulfhydral** (sulfure de calcium chimiquement pur), dont la merveilleuse action bactéricide a été reconnue et proclamée par le regretté docteur Fontaine (de Bar-sur-Seine).

En même temps que le médecin dosimètre administre à doses filées et continues le **sulfhydral**, 2 granules tous 1/4 d'heure d'abord, puis toutes les 1/2 heures. jusqu'à saturation, 20 granules par jour, ensuite pendant tout le temps de la maladie (doses pour les adultes), 8 à 12 pour les enfants, il emprunte à la science moderne toutes ses ressources, et soumet son malade à l'action incontestable du **sérum** de cheval immunisé (sérum de Behring et de Roux), *20 centimètres cubes par jour*, pendant les trois premiers jours (et plus, dans les cas très graves).

Il fait faire, en outre, la toilette de la gorge, par des badigeonnages répétés toutes les trois heures, avec un tampon de **coton hydrophile** imprégné de **tannin**. Ces badigeonnages doivent être faits sans aucune violence. car toute écorchure de la muqueuse est une porte ouverte à l'infection.

Dans l'intervalle, il fait pratiquer des irrigations fréquentes de la bouche, de l'arrière-gorge et des narines, avec une **solution boriquée** récemment bouillie.

Vingt-quatre heures après la première injection, les fausses membranes commencent à se détacher, mais elles peuvent se reproduire. Aussi faut-il tenir le malade absolument saturé de **sulfhydral**.

La chute des fausses membranes ne signifie pas *ipso facto* que la maladie est guérie ; les bacilles survivent à leur disparition et peuvent, pendant de longues semaines, se retrouver dans la gorge.

D'autre part, les toxines sécrétées par les bacilles dès le début du mal, produisent toujours une intoxication plus ou moins profonde, qui peut pendant 6 à 7 jours donner lieu à des phénomènes terribles : *paralysie de l'estomac*, qui fait que le malade ne peut plus rien garder et rejette, après quelques minutes, ou même sitôt après l'ingestion, les aliments et boissons qu'on lui fait prendre, même par la sonde ; *faiblesse progressive du cœur ; intermittence du pouls ; bruit de galop ; paralysie des capillaires ; disparition du pouls radial ; syncopes répétées* se manifestent au cours de ce septennaire plein d'incertitudes et d'angoisses.

Des accidents tardifs peuvent se produire bien longtemps encore, et c'est parfois au moment où le mieux s'annonce, où le malade semble reprendre vie, que la mort survient malgré tous les efforts de la science.

La **strychnine**, la **caféine**, les **injections sous-cutanées d'éther**, le gavage à la sonde, les lavements nutritifs, tout doit être essayé contre cet empoisonnement dont la principale manifestation est la paralysie des organes essentiels.

Angine de poitrine
(*Angor pectoris*)

On donne le nom d'*angine de poitrine*, à une affection caractérisée par des crises douloureuses *angoissantes*, partant de la poitrine et retentissant, généralement, dans l'épaule et le bras du côté gauche.

Les causes de cette affection sont assez obscures.

Certains auteurs l'ont attribuée à une hypertrophie du cœur, d'autres à l'ossification des artères coronaires, mais, dans bien des cas, on n'a trouvé à l'autopsie de gens morts d'angine de poitrine, aucune lésion organique ; aussi, considère-t-on maintenant cette maladie comme une *névrose*.

. C'est une maladie redoutable, qui occasionne fréquemment la mort subite.

L'accès d'*angor pectoris* doit être traité énergiquement.

1° On doit combattre le spasme avec **arséniate de strychnine et hyosciamine**, un granule de chaque tous les 1/4 d'heure.

2° En même temps, on pratique des frictions vigoureuses sur tout le corps avec le liniment de Rosen.

3° On peut, en outre, donner un bain de pieds à la moutarde, ou appliquer des sinapismes.

4° Si la crise ne cède pas, on administre 3 à 4 gouttes d'une solution au 100ᵉ de **nitro-glycérine**.

Ou bien :

5° On fait respirer sur un mouchoir 4 à 6 gouttes de **nitrite d'amyle.**

Si la crise se prolonge, on soulage le malade avec une injection sous-cutanée de **morphine** (un centigr. et plus.)

Dans l'intervalle des accès, le malade doit suivre un régime très frugal, ne pas fumer et mener une vie aussi calme que possible.

Si on soupçonne une maladie constitutionnelle, il y a lieu de faire suivre un traitement spécifique.

Angine pultacée

Cette affection est fréquente chez les jeunes soldats, les gymnastes, les pompiers, et dans toutes les catégories de gens susceptibles de faire, à un moment donné, des marches rapides, de violents efforts, de supporter une fatigue excessive, ou de subir les intempéries du temps. Elle frappe souvent les enfants des écoles qui jouent sans mesure, s'échauffent, stationnent dans des cours humides et se refroidissent brusquement.

Elle débute par une forte fièvre (température 39, 40 et même 40 degrés 5), avec congestion intense du visage ; les joues sont plaquées de larges taches d'un rouge brun caractéristique.

Le malade est courbaturé, sans force, il souffre de la tête, mais *très peu de la gorge*, ce qui fait que le médecin peut se laisser induire en erreur. L'examen du gosier et des amygdales révèle toujours une inflammation intense, et des points blancs plus ou moins confluents, sur l'une ou l'autre ou sur les deux amygdales. Ces points blancs se réunissent très vite et forment un enduit d'un ton grisâtre, *mou, peu résistant, semblable à du blanc de poireaux*, qui se détache facilement, à la suite de lavages ou de badigeonnages.

Traitement :

1. La première indication est de calmer la fièvre.

Pour cela, la **trinité dosimétrique**.

« **Arséniate de strychnine, digitaline et aconitine** pour les adultes. »

« **Brucine, aconitine et vératrine** pour les enfants, » doit être administrée toutes les demi-heures jusqu'à chute de la température.

2. Le lavage intestinal est fait à l'aide du **sedlitz Ch. Chanteaud** ; et, s'il y a de l'embarras gastrique prononcé, on administre un vomitif.

3. La gorge doit être badigeonnée toutes les 2 ou 3 heures avec une éponge montée ou un tampon d'**ouate hydrophile** imbibée de **glycérine au tannin**.

Nous conseillons, en outre, le **benzoate de soude** et le **sulfhydral**, afin d'empêcher l'infection microbienne par les excoriations de la muqueuse. Un granule de chaque toutes les heures.

En effet, il est prouvé que les angines sont dues fréquemment à une infection microbienne insidieuse dont il est difficile souvent de préciser le début, et contre laquelle il est toujours bon de se mettre en garde.

Telle angine, qui paraît purement inflammatoire, peut se transformer, en quelques heures, en une *angine diphtéritique toxique* des plus graves. (Voir ce mot).

Angine tonsillaire ou Amygdalite

Une autre angine moins redoutable, bien qu'elle puisse, elle aussi, revêtir le caractère infectieux, est l'angine dite *tonsillaire*.

C'est l'inflammation, avec gonflement douloureux, d'une ou des deux amygdales.

Le froid est le principal agent producteur de cette inflammation qui peut aller jusqu'à suppuration de l'amygdale (*esquinancie*), maladie des plus douloureuses et des plus pénibles.

Il est très difficile de juguler l'*amygdalite* ; toutefois, quand le médecin sera appelé tout-à-fait au début du mal, il pourra y parvenir par une active médication.

Au début, un vomitif procurera un grand soulagement.

Le malade tenu à la chambre se gargarisera très fréquemment avec une décoction de racine de guimauve, figues et pavot, dans de l'eau boriquée à 4 p. 100.

Il boira chaud, abondamment, pour amener une diurèse salutaire.

Il fera le matin le lavage intestinal au **sedlitz** ; le soir, il prendra un bain de pieds à la moutarde.

Le **sulfhydral** sera donné à doses filées, sans interruption, 2 granules par 1/2 heure jusqu'à saturation, puis, un granule par heure.

Pour calmer la douleur causée par les mouvements de déglutition, on fera sucer, à intervalles rapprochés, des pastilles de **cocaïne chloro-boratées**, qui agissent comme gargarismes secs antiseptiques et calmants. Parfois, de petits morceaux de glace procurent un peu de soulagement.

Si l'amygdale se recouvre, à un moment quelconque, d'un enduit pultacé, on aura recours, pour déterger la gorge, aux badigeonnages avec un collutoire à la **glycérine** et au **tannin**.

       Glycérine............... 10 grammes
       Tannin................. 2 à 4 gr.

S'il y a des frissons, on donnera **strychnine** et **aconitine**, un de chaque jusqu'à réaction. Si la fièvre s'allume, la calmer à l'aide de l'**aconitine** seule, ou de la **trinité dosimétrique** quand la température dépasse 38°5.

Alimenter le malade avec du lait, des bouillies, des tapiocas, etc.

Si le pus se forme, on ouvrira l'abcès avec de grandes précautions antiseptiques, et on fera des irrigations fréquentes de la gorge, jusqu'à complète cicatrisation de la plaie.

Si des phénomènes d'intoxication se produisent, fièvre intense, délire, etc., on donnera la **trinité dosimétrique** et concurremment le **sulfhydral** et le **benzoate de soude** à la dose de 2 granules de chaque toutes les 1/2 heures.

Asthme

L'asthme est une *maladie chronique* qui se traduit par des *accès aigus* de dyspnée, presque toujours accompagnés de catarrhe bronchique et d'emphysème pulmonaire.

Généralement, l'asthme est une manifestation de la diathèse arthritique.

Les accès se déclarent sous des influences diverses, irritation de la muqueuse des voies aériennes par des gaz, des poussières, temps froid et humide, brouillard, etc., etc.

Le malade qui ressent pour la première fois ce mal singulier, est toujours atteint au milieu de la nuit.

Il s'est couché en bonne santé, ou parfois, a ressenti, avant de s'endormir, un vague malaise, une lourdeur, comme quand on est menacé d'indigestion.

Après une heure ou deux de sommeil, il s'éveille soudain, avec la sensation d'un poids qui lui écrase la poitrine. Il veut aspirer l'air avec force, il ne peut le faire. Il s'assied sur son séant, il arrache le bouton de sa chemise, il étouffe. Nous en avons vu se lever d'un bond, courir à la fenêtre, l'ouvrir avec précipitation, dans l'espoir de remplir leurs poumons avides d'oxygène !

Si le médecin appelé en hâte arrive à ce moment, il trouve le patient assis, les mains crispées sur les bras d'un fauteuil, les lèvres bleuies, le cou gonflé, les yeux grands ouverts, le regard fixe, le visage inondé de sueur, les mains, les pieds, les jambes refroidis.

Sans même ausculter le malade, il entend à l'expiration un bruit tout à fait caractéristique : des sifflements prolongés, sorte de piaulements, interrompus par de courtes inspirations extrêmement pénibles. Une toux d'abord sèche, puis grasse, vers la fin de l'accès, se déclare bientôt, ce qui désobstrue les bronches et amène l'expulsion d'une grande quantité de crachats mousseux.

Traitement. — *a.* Au début de l'accès, administrer d'un seul coup :

Sulfate de strychnine... 2 granules

Hyosciamine............. 2 —

b. Ceci fait, badigeonner les narines aussi haut que possible avec un pinceau imbibé d'une solution **cocaïnée** à 5 p. 100.

c. Verser 6 à 12 gouttes de **pyridine** ou 10 gouttes d'**iodure d'éthyle**, ou 4 à 5 gouttes de **nitrite d'amyle**, sur un mouchoir, et faire respirer au malade.

d. Si l'accès s'accentue, faire fumer dans une pipe de terre un mélange de papier nitré coupé en petits morceaux, et de feuilles de stramonium.

e. Reprendre : **sulfate de strychnine** et **hyosciamine**, un granule de chaque tous les 1/4 d'heure.

f. Pendant un accès très fort, faire une injection sous-cutanée de **morphine** (un à deux centigr.), ou bien faire avaler au patient 2 à 3 grammes d'**hydrate de chloral** fondu dans 30 grammes de sirop de groseilles.

g. Les jours suivants, administrer une solution iodurée :

Iodure de K............. 8 gr.

Eau distillée........... 250 —

Commencer par une demi-cuillerée à soupe (25 centig.) à chaque repas ; aller jusqu'à un ou deux grammes, s'il y a lieu.

Si l'asthme est lié à une diathèse, on prendra, dans l'intervalle des accès, pendant quinze jours, la solution d'iodure de K. (1 à 2 gr. par jour), aux repas, puis, pendant les quinze jours suivants, le soir, avant de s'endormir :

Hyosciamine............ 1 granule
Sulfate de strychnine.. 1 —

les deux ensemble.

Dans le même temps, on avalera à chaque repas :

Arséniate de soude : 2 granules.

Cette période écoulée, on recommencera **l'iodure**, et ainsi de suite pendant trois à six mois.

En cas d'emphysème pulmonaire, bains d'air comprimé.

En cas de catarrhe pulmonaire : saison au Mont-Dore, à la Bourboule ou à Royat.

Asystolie

État du cœur épuisé par suite de surmenage, de sénilité ou de maladie.

N'est le plus souvent qu'un épi-phénomène d'une affection aiguë, plus ou moins grave par elle-même (endocardite, broncho-pneumonie, diphtérie, etc.).

L'asystolie est caractérisée par un affaiblissement considérable du pouls qui parfois cesse d'être perceptible.

Le cœur perd son rythme normal, bat irrégulièrement, et fait entendre un bruit tout à fait semblable au pas précipité d'un cheval affolé (bruit de galop).

Pour peu que cet état se prolonge, le malade atteint de palpitations, pris de vertige, tombe brusquement en syncope.

Si le cœur ne se relève pas rapidement, c'est la mort.

Indications. — Soutenir pendant les maladies les forces vitales des malades. Les relever par une médication énergique si elles viennent à baisser.

Traitement. — Injection sous-cutanée de **caféine** ou **d'éther.**

Arséniate de strychnine, un granule tous les quarts d'heure, jusqu'à ce que le pouls radial soit devenu nettement perceptible.

Puis, toutes les 1/2 heures, jusqu'à ce que le cœur batte régulièrement.

Surveiller la réaction.

Si elle se manifeste d'une façon violente, ajouter la **digitale** et l'aconitine.

Poursuivre ensuite la médication reconstituante :

> **Arséniate de strychnine,**
> **Caféine,**
> **Arséniate de fer,**

à doses plus ou moins rapprochées, suivant l'état du malade

B

Bronchite

Inflammation de la muqueuse de l'arbre bronchique.

« Le catarrhe léger des bronches constitue le *rhume*.

« L'inflammation prononcée des bronches moyennes constitue la *bronchite vraie* aiguë ou chronique.

« Si la phlegmasie s'étend aux dernières ramifications bronchiques, c'est la *bronchite capillaire*. »

Le rhume simple déterminé par un refroidissement, chez un sujet vigoureux et bien portant, offre peu de gravité.

Le catarrhe qui commence souvent par le nez, descend dans la gorge et de là gagne les bronches.

(On dit dans le monde que le rhume de cerveau est tombé sur la poitrine.)

Le patient est mal en train, un peu fiévreux. Il mouche, il tousse, et la toux sèche au début, est quelque peu irritante. Mais, le rhume *mûrit* vite, et des crachats d'abord séreux, puis muco-purulents sont expectorés.

La maladie dure à peine quelques jours.

Si le sujet est délicat, s'il est prédisposé aux maladies *à frigore*, le rhume devient facilement une bronchite sérieuse, tenace, grosse de conséquences.

Si la bronchite survient au cours d'une autre affection (rougeole, fièvre typhoïde, coqueluche, elle peut constituer une redoutable complication.

Traitement. — Il varie, suivant la période de la bronchite que l'on doit soigner.

Première période. — Frissons et fièvre, courbature, *sans manifestation bronchique.*

Le malade doit garder la chambre, et prendre toutes les demi-heures ou toutes les heures, suivant la violence du malaise :

Hydro-ferro cyanate de quinine ;
Aconitine ;
Vératrine.

un granule de chaque, les trois ensemble.

Grogs légers, quelques tasses de lait chaud.

2° période. — La toux se déclare, spasmodique, sèche, irritante.

On donnera :

Iodoforme ;
Codéine.

Un granule de chaque toutes les demi-heures.

Interrompre pendant les périodes de calme, puis, reprendre, dès que besoin s'en fait sentir.

3° période. — Dès que la toux devient grasse, on alterne les granules précédents avec le **kermès**, 10 à 12 granules par jour.

Si les crachats sont très épais, et ne se détachent pas facilement, on donne le matin et le soir :

Émétine,
Codéine,

un de chaque, les deux ensemble, 3 doses à une heure

d'intervalle ; et dans la journée, entre les repas, ainsi que la nuit on reprend, s'il y a lieu, la **codéine** et l'**iodoforme**, pour apaiser la toux.

4e période. — Passage à l'état chronique.

La bronchite qui se prolonge, accompagnée de fièvre, d'affaiblissement, de sueurs nocturnes, d'expectoration considérable, est presque toujours symptomatique d'une maladie organique du poumon ou de la tuberculose. (Voir ce mot).

L'inflammation du tissu pulmonaire sera combattue par des cataplasmes sinapisés, des ventouses, des applications de teinture d'iode.

La fièvre sera apaisée par la trinité défervescente ; on relèvera les forces du malade avec :

Arséniate de strychnine, 1 granule,
Arséniate de fer, 2 granules,

les 3 ensemble à chaque repas et un régime-tonique. Eaux sulfureuses (Mont-Dore).

On surveillera avec soin la poitrine, pour parer à toute complication dès l'apparition des premiers symptômes.

Bronchite capillaire

C'est l'extension de l'inflammation aux petites bronches. Elle peut survenir d'emblée chez l'adulte à la suite de refroidissements brusques et violents. Nous l'avons vue emporter en quarante-huit heures un individu robuste, qui, après avoir pris un bain de vapeur, avait avalé deux verres de bière glacée.

Pris de fièvre intense, de dypsnée, de toux incessante, le malade expectore une abondante sérosité mousseuse, rosée (catarrhe suffocant).

A l'auscultation, on entend, dans toute la poitrine, des râles sibilants, des ronflements sonores, des bruits de toutes sortes...

Il faut se hâter d'agir, car l'asphyxie arrive très rapidement.

On appliquera dans le dos, puis sur la poitrine, en alternant, 40 à 60 ventouses sèches.

On promènera des sinapismes sur les cuisses et les jambes. On donnera la **trinité dosimétrique** tous les quarts d'heure d'abord, puis toutes les demi-heures :

Strychnine. caféine, éther, en injections sous-cutanèes, si le danger est pressant.

Chez l'enfant, la bronchite capillaire complique souvent la rougeole, la coqueluche. (Voir ces mots.)

Outre le traitement approprié à ces diverses affections, il faut agir vigoureusement.

On ordonnera :

1° **Brucine**;
Aconitine;
Vératrine;

Ou bien :

Brucine;
Aconitine;
Digitaline.

Faire fondre un granule de chaque tube dans 3 à 6 cuillerées à café de grog au cognac ou au rhum et donner une de ces cuillerées tous les quarts d'heure ou toutes les demi-heures, jusqu'à ce que la fièvre s'apaise et l'oppression disparaisse.

2° Pour empêcher l'exacerbation vespérale de la fièvre, on donnera dans l'après-midi :

Hydro-ferro cyanate de quinine, 8 à 12 granules, à prendre de demi-heure en demi-heure.

3° En cas d'adynamie, on donnera des grogs un peu corsés, additionnés de sirop de quinquina ou de café, et la **brucine**, 2 à 3 granules par jour.

4° Quand l'expectoration s'établit, on la facilite avec :

Emétine, codéine,

un granule de chaque toutes les heures, 3 à 4 doses dans la matinée, 2 à 3 dans la soirée.

Si la toux est fatigante,

Codéine, iodoforme,

un granule de chaque, toutes les heures, 3 à 4 doses dans la soirée.

Si les enfants ne peuvent avaler les granules, les-faire fondre et les administrer en *une seule fois* ou par *parties*, suivant l'âge.

C

Cardite

Inflammation du myocarde, maladie secondaire provoquée au cours d'une maladie grave par l'altération du liquide circulant (fièvre typhoïde), ou par la propagation au muscle cardiaque lui-même, d'une phlegmasie de voisinage (péricardite, endocardite).

Cette maladie étant rapidement mortelle, il importe plus de la prévenir, que d'essayer de lutter contre elle. Aussi, est-il toujours indiqué, dans les pyrexies graves, dans les maladies infectieuses et dans les maladies organiques du cœur, quelles qu'elles soient, de soutenir l'organe de la circulation et de régulariser la fonction à laquelle il préside.

Pour cela, on emploiera *largâ manu*, la **caféine** et **l'arséniate de strychnine** comme tonique du cœur, en la **trinité dosimétrique** modératrice.

Choléra

Maladie épidémique caractérisée par une diarrhée grumeleuse blanchâtre, très abondante, des vomissements incoercibles, des crampes, de la cyanose, une aphonie presque complète, la suppression des urines et un abaissement considérable de la température périphérique.

On distingue, par rapport à ses origines, deux sortes de choléra, le choléra indien, importé dans nos régions

par des voyageurs, des paquets de linge ou de vêtements, de la literie ou des marchandises contaminés ; et
le *choléra nostras*, sporadique, qui naît de toutes pièces
et se développe chez nous, sous des influences diverses :
infection des eaux de boisson, émanations pestilentielles
des eaux des fleuves empoisonnées par les déjections, etc.

Mais, en réalité, il n'y a qu'un seul choléra, maladie
microbienne capable, en Europe, en France, sur les bords
de la Seine tout aussi bien qu'aux bords du Gange, de
frapper et de tuer les individus qui se trouvent dans de
mauvaises conditions hygiéniques et présentent, en des
organismes affaiblis, des points *de moindre résistance*,
principalement les ouvriers pauvres, ignorants des soins
et des précautions hygiéniques, qui vivent dans des
quartiers malsains, entassés dans des taudis étroits et
malpropres, se nourrissent mal et boivent beaucoup
d'eau et de boissons aqueuses, préparées avec de l'eau
provenant de puits ou de citernes plus ou moins souillés ;
entassant pêle-mêle dans les cours ou aux abords de
leurs habitations, leurs immondices, sur les tas de fumiers ou de boues, sans cesse arrosés par les eaux grasses
du ménage et la pluie ; le tout s'infiltrant dans les terres
et s'en allant empoisonner une fontaine, un puits, une
citerne, où tout un quartier tire son eau potable.

Généralement, le choléra frappe des gens déjà atteints
de troubles gastro-intestinaux, pour avoir, pendant les
grandes chaleurs, absorbé des boissons glacées, mangé
sans mesure des fruits verts ou indigestes, couché les
fenêtres ouvertes, ou pour s'être refroidi au sortir d'un
bain, d'une douche, etc.

Si cette *diarrhée prémonitoire* n'est pas soignée et
enrayée rapidement, le mal peut se déclarer brusquement.

Au début (1re période), c'est une sorte d'embarras gastrique violent ; coliques, diarrhée, vomissements, qui, au
lieu de se calmer après que l'estomac et les intestins se
sont exonérés des aliments ingérés, s'exaspère au contraire, épuisant le malade, le tordant en de cruelles
épreintes, auxquelles viennent bientôt s'ajouter des

crampes affreuses. Une soif ardente augmente le supplice du patient qui, à mesure qu'il boit, est plus incité à vomir, et rejette plus ou moins vite, par le haut et par le bas, tout ce qu'on lui présente.

La maladie entre dans sa 2ᵉ période : (*période algide*).

Le sujet, amaigri, l'œil fixe, les lèvres bleuies, semble sur le lit un véritable cadavre; la voix éteinte, il peut à peine répondre aux questions qu'on lui pose. Si on lui prend la main, elle est inerte, couverte d'une sueur froide et gluante. Le corps tout entier est glacé, l'haleine elle-même est froide !

Tous les liquides de l'économie semblent s'être retirés du corps qui est comme desséché; le sérum du sang a disparu, le sang épaissi ne circule plus et se coagule dans les petits vaisseaux; de là gène énorme, puis arrêt de l'hématose (cyanose, asphyxie, albuminurie, cessation de la sécrétion urinaire (anurie) et abaissement du calorique (algidité).

Si le sujet résiste à cette épreuve terrible, la maladie entre dans une période dite *période de réaction.*

La chaleur, rappelée par une médication énergique, revient peu à peu ; la diarrhée s'arrête, les vomissements cessent, l'absorption redevenue possible, permet d'administrer par la bouche les remèdes utiles. et d'alimenter un peu les malades... les urines reparaissent, la voix revient.

Il importe de surveiller la réaction, presque autant que la période précédente, car elle peut dépasser la limite voulue, et donner lieu à des phlegmasies graves (fièvre cérébrale, fièvre typhoïde, pneumonies, etc).

TRAITEMENT. — Si le médecin est appelé au début des accidents, alors que l'estomac supporte les boissons et les remèdes, les indications sont les suivantes :

Quand le malade a de l'embarras gastrique manifeste, un lavage intestinal avec le **sedlitz Ch. Chanteaud** est utile. Mais, il faut agir avec prudence, et dès que l'intestin est débarrassé, arrêter la diarrhée.

Dans ce but on donnera des lavements aromatique.

amidonnés et laudanisés, la limonade lactique, l'eau albumineuse, l'eau de riz, etc.

On calmera les coliques avec **hyosciamine, chlorhydrate de morphine**, un granule de chaque toutes les 1/2 heures.

Si la période algide est commencée, on fera envelopper le malade nu dans un maillot imbibé d'eau froide et essoré, puis on le roulera dans une couverture. On le laissera ainsi pendant quelques minutes, en surveillant attentivement la réaction.

Si elle ne se produit pas, on fera avaler tous les 1/4 d'heure un granule d'**Arséniate de strychnine**, avec une ou deux gorgées d'une boisson stimulante.

On pratiquera en même temps des frictions vigoureuses sur tout le corps, et spécialement sur les membres pour ramener la chaleur et empêcher les crampes.

Si la réaction s'opère, la modérer à l'aide de la **trinité dosimétrique** et de compresses d'eau fraîche, appliquées à diverses reprises sur le sommet du crâne.

Le docteur Balesteros a, dans une épidémie de choléra, obtenu plusieurs succès avec le **sulfhydral**.

Mais ce médicament ne peut, comme tous les autres, agir que s'il est absorbé.

Or, dans les cas aigus, l'estomac ne peut rien tolérer. L'eau pure elle-même, à peine ingérée, excite les contractions spasmodiques de l'estomac, et est aussitôt rejetée.

Il faut donc employer, pour administrer les médicaments, une autre voie que la voie gastrique.

Le docteur Florence, de Perpignan, nous a donné la relation d'un grand nombre de cas de choléra qu'il est parvenu à guérir, en faisant pénétrer les médicaments actifs de l'arsenal dosimétrique dans l'économie, au moyen d'injections sous-cutanées.

Voici comment il procède :

« Il fait dissoudre dans une cuiller à café d'eau bouillante, additionnée de 15 à 20 gouttes de chloroforme :

Hyosciamine, au quart de milligr.,
Aconitine amorphe,
Arséniate de strychnine,

2 granules de chaque.

Bromhydrate de morphine,
Cocaïne,

6 granules de chaque.

Il injecte le tout à la fois dans la région épigastrique.

Il fait suivre ces piqûres, au bout d'une 1/2 heure, d'un lavement copieux (1 litre d'une décoction de plantes aromatiques variées), additionné de rhum, de rancio, de café noir fort et de quelques gouttes de laudanum.

Ce lavement est facilement gardé par les malades pendant quatre à cinq heures, paraît-il.

Pendant ce temps, on pratique sur les membres des frictions et des massages.

Chaque matin, une dose de **sedlitz Ch. Chanteaud** est donnée aux malades.

Qu'ils la digèrent ou la vomissent, on les laisse ensuite au repos jusqu'à 8 ou 9 heures.

A ce moment, on fait l'injection sous-cutanée avec les granules fondus, puis on donne le lavement aromatique bien corsé, bien chaud... et cela, sans varier, pendant quatre, cinq, six jours... jusqu'à ce que un mieux manifeste se montre.

Dès que les vomissements cessent, on fait prendre par la bouche les alcaloïdes qui servaient à l'injection, à la dose de 1 granule de chaque toutes les 1/2 heures d'abord, puis toutes les heures, et, le lendemain, toutes les 2 heures, etc.

Les malades sont alimentés aussitôt que possible au moyen de bouillon de poule et de mouton, mélangé avec du bouillon de lentilles, puis de bouillon de bœuf, de chocolat, de potages, de vin rouge coupé d'eau de Vals.

Ce traitement est, en somme, très rationnel; il est, en outre, simple et commode. Nous regrettons vivement de ne pas l'avoir connu lors de l'épidémie de choléra qui a sévi si cruellement dans notre région en 1892, et au cours de laquelle nous avons pu constater l'inanité de toutes les médications pronées jusqu'alors.

Chlorose (pâles couleurs)
(Chloro-anémie)

La chlorose est une affection à peu près spéciale à la jeune fille, caractérisée par une diminution plus ou moins considérable des globules du sang, une pâleur verdâtre de la peau, et tout un cortège nosologique dont les principaux facteurs sont : la céphalée, des maux d'estomac, des palpitations de cœur, de la constipation, des troubles menstruels, des hémorrhagies diverses, de la leucorrhée, etc.

La chlorose est souvent compliquée d'anémie (voir ce mot), ce qui constitue la *chloro-anémie*. Les indications thérapeutiques sont à peu de choses près celles de l'anémie.

On luttera contre la constipation à l'aide du **sedlitz Ch. Chanteaud.**

Le sang étant décoloré, ce sont les préparations ferrugineuses qui devront constituer la base de la médication.

On donnera avant les repas, pour aiguiser l'appétit :

Arséniate de strychnine, un granule;
Quassine, deux granules.

On y joindra, comme reconstituant du sang :

Arséniate de fer, deux granules.

Pour ne pas fatiguer les malades qui, fréquemment, souffrent de maux d'estomac très pénibles, on variera les préparations ferrugineuses, et on donnera tantôt le *phosphate de fer*, tantôt le *lactate de fer*, tantôt le *valérianate de fer*, voire le *glycérophosphate de fer*.

Comme tonique général, on se trouve bien parfois de l'*acide tannique*, 10 à 12 granules par jour.

On calme les crampes douloureuses de l'estomac avec :

Hyosciamine, sulfate de strychnine, chlorhydrate de morphine,

un granule de chaque, les 3 ensemble, toutes les 20 à
30 minutes, jusqu'à cessation de la crise.

On combattra les malaises nerveux par le **camphre
mono-bromé**, 10 à 12 granules par jour.

Chorée (danse de Saint-Guy)

La chorée est une maladie nerveuse que l'on peut
observer à tous les âges de la vie, mais qui frappe plus
spécialement les enfants.

Elle est caractérisée par des grimaces, des mouvements
involontaires irréguliers et bizarres de la tête, de la
langue et des membres, *sans troubles cérébraux*.

La chorée peut être causée par une peur, une émotion
violente, ou bien se déclarer sous l'influence du rhumatisme, de la chloro-anémie de l'enfance.

Au début, l'enfant a, dans son allure, quelque chose
de singulier, il se heurte aux portes, aux meubles; il
marche mal, il tombe fréquemment, il devient maladroit
de ses mains, il laisse tomber ses jouets, il casse les
objets qu'il veut saisir. La main n'obéit pas à l'ordre de
la volonté. Des écarts brusques la portent au menton, au
nez, au front, et plus l'enfant s'applique à faire des mouvements mesurés, plus ceux-ci sont saccadés et violents.
Le petit malade en arrive à ne plus pouvoir manger ni
boire seul. La marche devient impossible. L'agitation
incessante fatigue et épuise le patient.

Mais l'intelligence reste intacte. Malgré ses tics, ses
grimaces et ses contorsions, l'enfant cause posément et
répond nettement à toutes les questions.

INDICATIONS. — Si le malade est rhumatisant, il faut
attaquer la diathèse : bains sulfureux, **salicylate de
soude**, 1 à 2 granules toutes les heures, suivant l'âge,
avec un peu de tisane de tilleul oranger.

Si c'est la chloro-anémie qui domine la scène, donner
les antispasmodiques et les ferrugineux :

    Brucine ou **sulfate de strychnine**,
    Hyosciamine,

1 granule de chaque toutes les heures ou toutes les 2 heures, suivant l'âge du malade et l'acuité du mal.

Valérianate de fer,
Valérianate de zinc,

10 à 12 granules par jour.

L'arsenic donne aussi de bons résultats.

On peut donc, si la maladie se prolonge, donner **l'arséniate de soude** au milligramme, à doses progressives, de 4 à 20 granules par jour, et plus, jusqu'à symptôme d'intolérance.

Comme traitement externe, les bains sulfureux, les grands bains tièdes, l'hydrothérapie, les frictions sur la colonne vertébrale avec le liniment de Rosen, la gymnastique (Veillard) aident puissamment à la guérison.

Cirrhose du foie

Sous l'influence de la congestion chronique du foie, quelle qu'en soit la cause, le tissu de cet organe subit des modifications remarquables.

Gorgé de sang, *le foie est d'abord gros et lourd.*

Mais, par le fait de la stase sanguine, les acini ne reçoivent plus leur nourriture, et bientôt, ils s'oblitèrent Les petits vaisseaux enserrés dans le tissu induré s'obturent à leur tour. De là une *atrophie* plus ou moins rapide de l'organe tout entier.

On attribue généralement la cirrhose du foie à l'abus prolongé de l'alcool sous toutes ses formes.

Mais, il faut savoir que des gens très sobres peuvent être atteints de cette affection. Les cardiaques chez qui la circulation est ralentie et gênée, aussi bien dans le foie que dans les reins et dans les autres viscères, sont exposés à la cirrhose hépatique.

La cirrhose aiguë se manifeste par de l'ictère des conjonctives, des saignements de nez répétés, un foie volumineux, sensible à la pression, de l'ascite, parfois de l'anasarque.

A cette première période, le traitement doit être énergique.

> **Sedlitz Ch. Chanteaud**, tous les matins.
> **Podophyllin**, le soir.
> **Quassine** à hautes doses, *deux centigrammes*
>   par jour aux repas.
> **Eau de Vichy**, lait.
> **Trinité dosimétrique**, 5 à 6 doses par jour.
>   (Une dose toutes les 2 heures.)

A la seconde période, le foie s'atrophie.
L'abdomen est sillonné de grosses veines bleues.
L'ascite devient considérable, l'anasarque fort gênant.
L'urine rare, rouge, épaisse, chargée.
Nous conseillons de continuer les lavages de l'intestin,
et de donner de temps en temps un purgatif drastique.
On fera prendre chaque jour au malade 5 à 6 doses des
granules suivants :

> **Arséniate de strychnine.**
> **Digitaline.**
> — **Arséniate de fer.**

On donnera du lait, des compotes de fruits, des herbes cuites.
On fera des ponctions pour évacuer la sérosité contenue dans le péritoine, quand la gêne respiratoire se
manifestera.
Généralement, le liquide se reproduit très vite et le
médecin doit rapprocher les ponctions de plus en plus.
La maladie arrivée à cette période est presque toujours
mortelle.

Coliques hépatiques

On nomme ainsi des crises extrêmement douloureuses,
provoquées par le cheminement au travers des conduits
biliaires, de calculs plus ou moins volumineux, formés
par des concrétions biliaires (cholestérine). Ces concrétions gênent l'écoulement de la bile, irritent le foie et
troublent ses fonctions.

Les coliques hépatiques sont caractérisées par une douleur aiguë localisée à la région du foie, donnant la sensation d'un déchirement intérieur, un état nauséeux assez long, suivi de vomissements bilieux abondants.

Ces crises ont des durées très variables. Nous en avons vu durer seize à vingt heures et plus.

Elles se terminent quand les calculs migrateurs ont pu pénétrer dans l'intestin; le lendemain, ou au bout de plusieurs jours, les malades rendent ces calculs avec les excréments.

Les crises laissent après elles de l'ictère, une dyspepsie tenace.

TRAITEMENT. — La première indication est d'empêcher la formation des calculs et leur accumulation dans la vésicule biliaire, par un régime frugal composé de viandes blanches, de poissons, de légumes frais et de fruits, en ayant le soin de se priver d'oseille, de citrons, de pommes. S'abstenir également d'aliments gras, de sauces à l'huile ou au beurre, d'alcool, de vin pur et même de bouillon gras.

Adopter comme boisson habituelle du thé léger ou de l'eau vineuse.

Le lavage de l'intestin au **sedlitz Ch. Chanteaud** doit être fait tous les matins.

La seconde indication est, quand les coliques hépatiques se déclarent, de les calmer aussitôt que possible, en désagrégeant les calculs accumulés dans les voies biliaires, et en facilitant leur cheminement.

Pour cela, on administre, dès le début de la crise, si le malade est à jeun, les granules suivants ;

> **Sulfate de strychnine,**
> **Hyoscianïne,**
> **Chlorhydrate de morphine,**

1 granule de chaque toutes les 1/2 heures.

On fait préparer un grand bain chaud (à 36°) et on y plonge le patient. On l'y laisse aussi longtemps que possible (3/4 d'heure et même une heure, si on peut réchauffer l'eau).

Si le malade vomit, on donne par petites doses, fréquemment renouvelées, l'eau de Vichy (des Célestins), qui calme la soif, apaise les vomissements et aide puissamment au déblaiement des voies biliaires.

Remis au lit, le malade continue à prendre les granules et l'eau de Vichy.

On lui applique sur la région du foie de larges cataplasmes de farines de lin arrosés de laudanum.

Si la crise est suraiguë, on a recours à la piqûre de **morphine** qui soulage pendant quelques heures.

On a vanté, dans ces dernières années, comme moyen mécanique de faire cheminer les calculs, et par conséquent de faire cesser la crise, l'ingestion, *per os*, d'une grande quantité d'huile d'olive (un verre à bordeaux toutes les heures).

Les résultats obtenus dans certains cas ont été tout à fait remarquables. On a vu des malades rendre par l'anus, une quantité énorme, des calculs et des débris de calculs. Mais bien peu d'estomacs sont capables de tolérer une semblable médication !

Après les crises, l'alimentation est très difficile.

Le lait coupé d'eau de Vichy est souvent la seule nourriture supportée pendant plusieurs jours.

L'appétit, d'ailleurs, est nul ou à peu près !

Il faut le réveiller au moyen des granules suivants :

La **quassine**, qui en même temps qu'elle est amère et apéritive, est un cholagogue puissant qui excite la sécrétion et l'écoulement de la bile ; et l'**arséniate de strychnine** qui tonifie l'estomac et relève la vitalité.

Quassine, *trois* granules.

Arséniate de strychnine, un à deux granules,

à prendre ensemble, avant les deux principaux repas.

Pour les cas où l'accumulation des calculs est considérable, l'altération des canaux amène parfois l'inflammation de la vésicule (*cholécystite*). Si le canal de sortie seul est oblitéré, l'autre restant perméable, la vésicule distendue par la bile et par les calculs, forme dans l'hypochondre une tumeur volumineuse.

Si l'oblitération persiste, il faut craindre une déchirure et une péritonite mortelle.

Il y a donc indication d'ouvrir la tumeur et de la vider. La maladie, dès lors, devient tributaire de la chirurgie.

Congestion cérébrale

Sous des influences variées, le sang se porte avec violence au cerveau, et gorge les vaisseaux de tous calibres qui alimentent cet organe.

La congestion cérébrale se déclare à la suite d'une insolation, du brusque refroidissement du corps (immersion dans l'eau froide, chute dans la neige, nuit passée à la belle étoile par une nuit d'hiver, (voyageurs, sentinelles, etc.); de la compression du cou (strangulation, pendaison); de l'ingestion de certains poisons (laudanum, solanées vireuses); de certaines boissons toxiques (alcool, absinthe); de l'asphyxie par des gaz délétères (gaz d'éclairage, acide carbonique, oxyde de carbone), etc., etc.

Par suite de la pression exagérée du sang dans les capillaires qui courent à la surface de la substance cérébrale et des méninges, il se produit une congestion locale, laquelle amène, suivant son intensité, l'*éblouissement*, le *vertige*, la *perte de connaissance*.

Quand la congestion est assez forte pour amener une déchirure artérielle, cette déchirure donne lieu à une hémorrhagie plus ou moins abondante (voir *Hémorrhagie cérébrale*).

TRAITEMENT. — La congestion cérébrale est une des rares affections où l'on emploie encore la saignée. Faite à propos, chez un sujet pléthorique frappé d'un coup de sang, une bonne saignée au bras peut lui sauver la vie !

Les sangsues, derrière la tête ou à l'anus, donnent aussi de très bons résultats. Les sinapismes aux membres inférieurs, l'eau fraîche sur la tête, suffisent dans les cas bénins.

Dès que le malade est revenu à lui et peut avaler des

médicaments, on doit administrer une dose purgative de **sedlitz Ch. Chanteaud** et, pour décongestionner le cerveau, donner :

Aconitine, digitaline, caféine,
un granule de chaque, les trois ensemble, toutes les demi-heures, jusqu'à cessation de tout malaise.

S'il se manifeste des symptômes d'adynamie, on ajoute la **strychnine.**

Pour éviter le retour de la congestion, il faut soumettre le malade à un régime frugal, lui conseiller la promenade après les repas, le lavage intestinal quotidien au **sedlitz Ch. Chanteaud** et lui interdire les boissons alcooliques, les réunions mondaines et les excès de tous genres.

Enfin, on lui fera prendre tous les soirs, avant de s'endormir, trois doses de la **trinité dosimétrique**, à une demi-heure d'intervalle ou, si le malade s'endort vite, les trois doses d'un seul coup, avec quelques gorgées d'eau, de lait ou de tisane.

Congestion du foie

Le foie peut être le siège d'une congestion *active* ou d'une congestion *passive*.

La *congestion active* résulte d'une suractivité de l'organe, produite par une inflammation des voies digestives, aiguë ou chronique, ou par les hautes températures des pays tropicaux.

La *congestion passive* est causée par tout obstacle qui s'oppose mécaniquement au dégorgement du foie et ralentit la circulation dans l'intérieur de ce viscère (maladies du cœur, tumeurs, etc.).

Traitement :

a. Lavage quotidien de l'intestin avec une forte cuillerée à café de **sedlitz Ch. Chanteaud** délayé dans un demi-verre d'eau de Vichy. (**Podophyllin,** 4 à 6 granules le soir, si la constipation est tenace.)

b. Révulsifs sur la région du foie : cataplasmes sinapisés, teinture d'iode. Si le foie est douloureux, cataplasmes émollients.

c. Traitement hydro-minéral de Vichy.

d. **Trinité dosimétrique,**
une dose toutes les deux à trois heures avec persévérance.

Quassine, 3 à 4 granules aux repas.

Congestion pulmonaire

Le poumon, comme le cerveau, comme le foie, comme tous les viscères, peut être le siège d'une congestion active ou passive.

Le brusque changement de température, l'absorption d'une boisson glacée, au sortir d'un théâtre, ou après un exercice violent (bal, gymnastique, course rapide, etc.), provoque une hypérémie brusque, c'est-à-dire un afflux anormal du sang dans le tissu pulmonaire (congestion active), qui donne lieu à des symptômes graves : toux pénible, expectoration sanguinolente, crises de suffocation parfois si violentes qu'elle peuvent amener la mort. La pression est tellement forte dans les vaisseaux que ceux-ci se déchirent. Le sang se répand alors en foyers apoplectiques dans le poumon (apoplexie pulmonaire). *Voir ce mot.*

La congestion passive se produit dans les fièvres graves et au cours de certaines affections qui, en maintenant pendant de longs jours les malades au lit, amènent la stase sanguine dans les poumons (fièvre typhoïde, cirrhose du foie, influenza, etc.)

TRAITEMENT. — Ventouses scarifiées, ventouses sèches, révulsion aux membres inférieurs.

Trinité dosimétrique,
une dose toutes les demi-heures, jusqu'à effet.

Constipation

L'homme en bonne santé doit chaque jour exonérer ses intestins des matières excrémentitielles qui l'encombrent.

Mais certaines personnes ne vont à la garde-robe que tous les deux ou trois jours et même moins souvent; d'autres ont bien une selle tous les jours, mais les matières qu'elles rendent sont dures, comme calcinées, et généralement en quantité absolument insuffisante.

On dit des unes et des autres qu'elles sont atteintes de *constipation*.

Les causes de cette affection sont multiples : parmi les principales, il faut noter la *paresse intestinale* qui résulte de la mauvaise habitude prise par nombre de gens, dès leur enfance de *se retenir* quand le besoin se fait sentir d'*aller à la selle:* qu'un empêchement survienne au moment d'*aller au cabinet*, on remet l'affaire à plus tard; mais, quand on a le temps de satisfaire la fonction naturelle, tout besoin a disparu. Le lendemain, si on ne réussit pas, dès le matin, à vider l'intestin, les matières, qu'un long séjour dans le corps a desséchées, se tassent, s'accumulent, emplissent le rectum.

De grands efforts amènent parfois le rejet d'un ou plusieurs bouchons durcis (scybales), mais le bloc reste dans l'ampoule qu'il distend, ce qui rend plus difficile encore l'évacuation.

Une autre cause de la constipation est la sécheresse de l'intestin. A l'état normal, le tube digestif est lubréfié sur toute sa longueur par la bile, le suc gastrique, le suc pancréatique et les produits de sécrétion d'une foule de glandes. Dans un certain nombre de maladies, ces produits de sécrétion sont diminués ou supprimés (maladies du foie, dyspepsies, gastralgies, etc.).

Les hémorrhoïdes, les fissures à l'anus, qui rendent la défécation douloureuse; la typhlite, les corps étrangers, le cancer, le rétrécissement du rectum, qui apportent à la fonction un obstacle mécanique; certaines formes d'aliénation mentale, l'intoxication saturnine, l'abus des purgations, des lavements, etc., etc., peuvent être rangés parmi les causes de cet état morbide.

La constipation est passagère ou habituelle.

Dans le premier cas, elle a une cause accidentelle, ordinairement facile à détruire;

Dans le second cas, elle dépend d'un régime défectueux ou d'une des causes ci-dessus énoncées, ou du tempérament, et on en vient difficilement à bout.

Indication. — Avant d'instituer le traitement, il importe de bien rechercher la véritable cause de la difficulté ou de la rareté des selles.

a. Dans les cas de paralysie de l'intestin, on donnera :
Sulfate de strychnine et hyosciamine,
un granule de chaque toutes les demi-heures dans une cuillerée d'huile de ricin.

b. Dans le cas de spasme produit par des hémorrhoïdes ou une fissure à l'anus, on donnera **l'hyosciamine** seule, *un* ou *deux* granules toutes les demi-heures dans le même véhicule.

Les suppositoires peuvent dans ce cas rendre de grands services.

c. Si on a affaire à un défaut de sécrétion de l'intestin (maladies du foie, hypochondrie, etc.), on donnera :

1. **Quassine,** 2 à 4 granules aux repas.
2. **Podophyllin,** 4 à 6 granules le soir en se couchant.
3. Tous les matins, une cuiller à café de **sedlitz Ch. Chanteaud** délayé dans un demi-verre d'eau de Vichy.

Il est très important de recommander à toutes les personnes atteintes de constipation *de se présenter chaque matin à la garde-robe à heure fixe.*

Le régime des constipés devra être surveillé. On y fera entrer des légumes verts, des fruits, des boissons rafraîchissantes, etc.

Le lavage de l'intestin au moyen du **sedlitz Ch. Chanteaud** devra être fait chaque jour.

d. Quand la constipation est causée par un rétrécissement, un corps étranger, etc., le cas tombe dans le domaine de la chirurgie.

Convulsions

On nomme convulsions des mouvements involontaires

plus ou moins rapides et incoordonnés, qu'exécutent les membres ou seulement certains groupes de muscles sous des influences morbides diverses.

Quand les mouvements convulsifs s'accompagnent de contractures permanentes, on dit que les convulsions sont *toniques*. Quand les mouvements se succèdent et agitent les malades de secousses répétées, ce sont des convulsions *cloniques*.

Chez l'homme adulte, les convulsions sont causées généralement par une maladie du cerveau, de la moelle ou de leurs enveloppes; par une intoxication (albuminurie, urémie, saturnisme, épilepsie, tétanos, etc.).

Chez la femme et chez l'enfant, elles se produisent souvent sous des influences purement nerveuses (hystérie, dentition, etc.).

Au début d'une maladie (pneumonie, rougeole), les jeunes enfants ont souvent quelques convulsions qui cessent dès que la maladie est nettement déclarée.

La constipation, la présence dans l'intestin d'oxyures ou d'ascarides, les écarts de régime, sont des causes fréquentes de convulsions dans la première et la seconde enfance.]

Les enfants issus de parents nerveux, ou allaités par des nourrices alcooliques, sont très exposés aux convulsions.

TRAITEMENT. — Les crises convulsives aiguës de l'adulte seront traitées par

> le **valérianate d'atropine,**
> l'**hyosciamine,**
> le **chlorhydrate de morphine,**

1 granule de chaque toutes les 1/2 heures.

Les contractures tétaniques seront calmées avec
> l'**hyosciamine,**
> le **sulfate de strychnine,**
> et le **camphre monobromé,**

1 granule de chaque toutes les 1/2 heures, jusqu'à effet (Ajouter le **chlorhydrate de morphine,** si les contractures sont douloureuses.)

Dans les convulsions éclamptiques de l'enfance, il faut

avant tout desserrer les vêtements des petits malades, les étendre sur un lit où ils peuvent s'allonger et remuer à l'aise, et aérer la chambre.

On recherche alors quelles peuvent être les causes de la crise, et on l'attaque directement par les moyens appropriés.

Si on suppose une indigestion, on facilite les vomissements à l'aide de l'**émétine**.

Si l'enfant est constipé, on administre, suivant les cas, un lavement au sel gris, au miel ou à la glycérine, quelques granules de podophylle ou le calomel, ou une dose de **sedlitz**.

S'il y a lieu de soupçonner la présence de vers dans l'intestin, on donne le *calomel* et la *santonine*.

Si l'enfant est en période de dentition, on examine ses gencives, et si elles présentent des parties tuméfiées, on y fera au bistouri de légères scarifications qui, par la petite hémorrhagie qu'elles provoquent, apportent un grand soulagement au malade.

Quand l'enfant présentera des symptômes d'une maladie aiguë, d'une fièvre éruptive (rougeole, pneumonie), on facilitera, par une médication appropriée, l'éruption et la marche de la maladie.

Le **sulfhydral** et la **trinité infantile** seront administrés à doses convenables suivant l'âge de l'enfant et suivant la force de la fièvre, etc.

Nous avons donné souvent, avec succès, à des enfants de 4 à 6 ans, atteints de convulsions méningitiques, les granules suivants :

Codéine,
Brucine,

faire fondre 1 granule de chaque dans 4 cuillerées d'eau sucrée, et donner une cuillerée toutes les 1/2 heures après les crises.

Si les malades serrent les dents et ne peuvent avaler les granules, on fait fondre ceux-ci dans une ou deux cuillerées d'eau ou de tisane, et on introduit la solution peu à peu dans la bouche, avec une petite cuiller ou un compte-gouttes.

Après les crises, la fièvre s'allume, assez souvent.

On doit la modérer à l'aide de **l'aconitine**, de la **vératrine**, et même de la **trinité infantile**.

Le lendemain de la crise, on purge l'enfant, et on lui administre toutes les 2 heures 1 granule de camphre bromé. On doit surveiller de très près le régime alimentaire.

Aux enfants nerveux, débilités, sujets aux spasmes, aux tics, aux maux de dents, aux douleurs d'oreilles, aux épistaxis, on se trouvera bien de faire suivre chaque mois, pendant 8 à 10 jours, un traitement en même temps tonique reconstituant et antinerveux, de donner par exemple : **phosphure de zinc, valérianate de fer**, au centigramme, 2 granules ; **glycérophosphate de chaux**, à 2 centigrammes, 4 granules, *matin et soir*.

Coqueluche

Maladie épidémique, contagieuse pendant ses deux premières périodes ; de nature très probablement parasitaire ; caractérisée par des accès de toux quinteuse, spasmodique, suffocante, suivis d'une inspiration violente (chant du coq) et provoquant le rejet de mucosités glaireuses, semblables à du blanc d'œuf cru.

Elle frappe surtout les enfants de 2 à 6 ans.

L'enfant atteint de coqueluche est très disposé à attraper d'autres maladies contagieuses, la rougeole, notamment.

TRAITEMENT PRÉVENTIF EN TEMPS D'ÉPIDÉMIE

L'enfant qui habite une maison ou un quartier où vivent des coquelucheux, doit être saturé de **sulfhydral**.

On lui fera prendre chaque jour 6 à 8 granules de ce précieux antiseptique.

En outre, on le fera gargariser à quatre ou cinq reprises, matin et soir, et dans l'intervalle des repas, avec une solution boriquée à 4 p. 100, récemment soumise à l'ébullition.

Avec la même solution, on pratiquera dans les narines de l'enfant, à l'aide d'un appareil *ad hoc*, des injections ou pulvérisations fréquentes.

TRAITEMENT DE L'ENFANT MALADE

1º Si la maladie se déclare franchement, il est bon de faire prendre un vomitif qui, par les efforts qu'il provoque, aide à désobstruer les voies aériennes.

Emétine, deux à quatre granules, entiers ou fondus, dans une cuillerée d'eau, toutes les dix minutes, jusqu'à trois bons vomissements ;

2º Le **sulfhydral** est ensuite repris et continué sans interruption, à doses élevées, jusqu'à saturation, puis à raison de 8 à 12 granules par jour ;

3º Dès que les quintes deviennent caractéristiques, et amènent avec elles de la rougeur de la face, des suffocations, des vomissements, on combine avec la médication microbicide par le **sulfhydral** une médication nouvelle destinée à lutter contre l'élément spasmodique; on ordonne :

a. **Sulfhydral, camphre mono-bromé,** un granule de chaque toutes les heures.

b. **Valérianate d'atropine,** un 1/2 granule ou un granule (suivant l'âge) toutes les trois à quatre heures.

La toilette du nez et de la bouche doit être continuée avec soin.

Une ulcération caractéristique se montre sur le frein de la langue. Elle doit être l'objet de soins spéciaux. On la cautérise avec le nitrate d'argent, ou bien on la touche cinq à six fois par jour avec de la glycérine boriquée.

Si les poumons s'engorgent, si la fièvre s'allume, on fait de la révulsion, à l'aide de cataplasmes sinapisés, sur le dos et la poitrine, et on donne la **trinité infantile.**

S'il se déclare une complication, rougeole, broncho-pneumonie, etc., on la soignera sans cesser le traitement de la maladie primitive.

Si les symptômes s'accentuent, on espace les doses de médicaments, mais, sans interrompre un seul jour le traitement, jusqu'à guérison.

On doit toujours faire désinfecter les locaux, les vêtements, les jouets et la literie, quand la maladie est entrée dans la troisième période, purement spasmodique, pendant laquelle elle cesse d'être contagieuse.

Croup

(*Croup vrai. — Diphtérie du larynx*)

Le croup est une maladie caractérisée, le plus ordinairement, par la propagation, au larynx, de l'exsudat pseudo-membraneux d'une angine diphtérique datant déjà de trois ou quatre jours.

Les fausses membranes qui se développent sur la muqueuse laryngée, sans parler de leur action toxique qui retentit sur l'organisme tout entier, diminuent le calibre du canal aérien, et arrivent parfois à l'obstruer ; de là, une toux rauque, caractéristique (toux croupale), avec voix éteinte, respiration difficile, bruyante (tirage), accès de suffocation, et, si on n'intervient pas efficacement, mort par asphyxie.

On a signalé un croup sans fausses membranes *croup d'emblée*, mais il n'est nullement prouvé que dans ces cas il n'existait pas une diphtérie des bronches insoupçonnée, qui se propage de bas en haut au larynx (diphtérie ascendante.)

Indications. — Si le petit malade est en traitement pour une angine couenneuse, il faut poursuivre énergiquement la médication établie contre la maladie primitive. (Voir *Angine diphtérique*.) Sinon, il faut instituer, sans retard, un traitement spécial qui comporte les indications suivantes :

1º Pratiquer avec soin :

a. L'antisepsie externe de la bouche, de la gorge et des narines, en faisant successivement, toutes les heures ou deux, des badigeonnages et des irrigations antiseptiques.

b. L'antisepsie interne à l'aide du **sulfhydral**, à la dose d'un granule toutes les 1/2 heures jusqu'à saturation ; puis, pendant toute la durée de la maladie, à la dose de 10 à 12 granules par jour.

2° Exciter les fonctions sécrétantes des muqueuses affectées, et faciliter la chute des fausses membranes avec le **nitrate de pilocarpine**, un granule toutes les 1/2 heures jusqu'à flux salivaire et diaphorèse ; puis, d'heure en heure seulement, puis toutes les deux à trois heures, suivant les résultats obtenus.

3° Faire, dans les cas graves, une à deux fois par jour, des injections de sérum de cheval immunisé.

Le sérum antidiphtéritique est, à proprement parler, le remède spécifique de la fausse membrane.

Vingt-quatre heures après la première injection, la propagation des fausses membranes est arrêtée, et celles-ci commencent à se détacher.

Les injections subséquentes parachèvent la désobstruction des voies respiratoires ; mais le sérum, *bien qu'on l'appelle antitoxique,* n'empêche nullement l'intoxication des malades atteints de diphtérie ;

4° Combattre le spasme pendant les accès de suffocation ; pour cela, donner :

Hyosciamine,
Brucine ou **strychnine** (sulfate).

un granule de chaque, toutes les 1/2 heures pendant les crises.

Pour les enfants âgés de moins de 4 ans, il faut faire fondre les granules dans trois ou quatre cuillerées de grog ou de café noir, et donner une de ces cuillerées toutes les 1/2 heures ;

5° Soutenir les forces du malade : champagne, grogs forts, sirop de quinquina.

Brucine, chez les enfants.
Arséniate de strychnine, chez les adultes, deux à quatre granules chaque jour.

6° Si l'asphyxie devient menaçante, pratiquer le tubage ou la trachéotomie ;

7° Après l'opération ou en cas de rémission, surveiller les bronches. La libre rentrée de l'air dans les voies aériennes longtemps recouvertes et comme feutrées par l'exsudat pseudo-membraneux, les enflamment avec la plus grande facilité, et provoquent des broncho-pneumonies très graves. On tiendra, pendant une ou deux semaines, les malades dans une atmosphère surchargée de vapeurs antiseptiques chaudes et humides, et s'il survient de la toux, on donnera :

Iodoforme, codéine,
un granule de chaque toutes les heures ou deux ;

8° Si la fièvre s'allume, on la combattra avec l'**aconitine** seule, l'**aconitine** et la **vératrine**, ou bien par la **trinité : aconitine, vératrine** et **brucine.**

Si la fièvre revient par accès, on aura recours aux **sels de quinine :**

Arséniate de quinine, aux adultes,

Hydroferrocyanate de quinine, aux enfants,
8 à 10 granules dans l'intervalle des accès.

Pendant la convalescence, tonifier le plus possible les malades, et continuer, sans interruption, à administrer le **sulfhydral** à raison de 8 à 10 granules par jour.

Arséniate de fer, glycérophosphate de fer,
Glycérophosphate de chaux, etc.

Il arrive parfois qu'au cours de la convalescence, et alors qu'on y pense le moins, l'enfant soit atteint brusquement de paralysies diverses.

Le poison diphtérique manifeste généralement ainsi son action, souvent à une période très éloignée de la période d'exsudation (phénomènes tardifs) ; aussi, est-il utile de donner, de bonne heure, et de continuer longtemps la **brucine** ou la **strychnine**, selon l'âge, aux doses de 2 à 6 granules par jour

En cas de paralysies déclarées, recourir à l'électricité.

D

Délire

Le délire est un symptôme qui se retrouve dans un grand nombre d'états morbides, entre autres dans les pneumonies, les fièvres typhoïdes, la folie puerpérale, l'alcoolisme aigu (delirium tremens), etc.

Il cède généralement très vite, lorsqu'on le combat vigoureusement à l'aide de la combinaison médicamenteuse suivante :

Sulfate de strychnine,
Hyosciamine,
Digitaline,

un granule de chaque toutes les 1/2 heures.

Dans les cas très aigus, donner les granules tous les 1/4 d'heure, jusqu'à effet, puis, espacer les doses ; chez les alcooliques avérés, il faut, quand le délire est calmé, *faire continuer la strychnine* qui est le meilleur contre-poison de l'alcool. (Voir *alcoolisme*.)

Diabète sucré (glycosurie)

Maladie diathésique, caractérisée par une altération du sang, le présence permanente dans l'urine d'une quantité plus ou moins considérable de sucre et des troubles multiples et variés de l'économie (affaiblissement de la vue, sécheresse de la peau, soif ardente, polyurie, boulimie, dyspepsie, etc., anasarque, cachexie).

Le diabète s'accompagne assez souvent d'*albuminurie* (voir ce mot), ce qui augmente encore sa gravité.

Un malade peut avoir des urines sucrées pendant

longtemps sans s'en apercevoir, car les symptômes du diabète, au début, sont peu manifestes.

Ces symptômes se caractérisent peu à peu : le malade perd ses forces musculaires, il se fatigue vite; il éprouve le besoin de boire beaucoup plus qu'à l'état normal; l'acuité de la vue diminue...

Une circonstance fortuite le force à recourir aux soins du médecin; c'est assez souvent un bobo qui, au lieu de se guérir vite, s'étend, se creuse, devient vilain d'aspect; un furoncle qui prend la forme anthracoïde.

Le praticien, après interrogatoire du malade, ordonne une analyse d'urine et on trouve 60, 70, 80 grammes de sucre par litre d'urine !

Comment expliquer ce phénomène ?

Claude Bernard ayant démontré, par de nombreuses expériences, que la piqûre des pneumogastriques ou de la moelle allongée à l'origine de ces nerfs, ou du plancher du quatrième ventricule créait un diabète traumatique, on a pendant longtemps attribué le diabète à une lésion nerveuse.

Mais il ressort des travaux du professeur Bouchard, que « *le plus souvent, le diabète est une maladie générale caractérisée par un mauvais fonctionnement des actes d'assimilation, surtout par défaut d'oxydation du sucre dans l'organisme.* » D'après notre distingué confrère, M. le Dr Alb. Salivas, qui, dans un intéressant travail publié dans la revue *La Dosimétrie* (numéro d'octobre 1896), a étudié très judicieusement la question, « cette nouvelle façon d'envisager la nature du diabète « sucré, permet de se rendre parfaitement compte des « divers symptômes de cette affection. »

Voici comment il explique les plus marquants de ces symptômes :

« 1° Par suite de l'accumulation du sucre dans l'éco-« nomie, les urines renferment de l'ammoniaque en « excès, ce qui a pour résultat de diminuer l'alcalinité « du sang;

« 2° Le sucre n'étant pas totalement oxydé, la partie « qui reste intacte est retenue dans les tissus, diminue

« leur vitalité et amène les ulcérations, les suppurations
« les érysipèles, les anthrax, les pneumonies et les phthi-
« sies si redoutables chez les diabétiques ;
« 3° Pour s'éliminer par les reins, le sucre a besoin
« d'une grande quantité d'eau qu'il emprunte aux tissus.
« De là la soif inextinguible du malade et l'abondance
« de sa sécrétion urinaire ; de là encore la diminution de
« son exhalation pulmonaire et de sa transpiration ; de
« là enfin son dépérissement. »

Il conclut :

« Il y a donc, dans le diabète sucré, quatre indications
« à remplir :

« La première, — la principale, — est de favoriser
« l'oxydation du sucre :

« Les trois autres, en attendant que cette oxydation
« complète soit rétablie, à restituer au sang son alcali-
« nité normale, à redonner aux tissus leur vitalité et à
« activer l'exhalation pulmonaire en même temps que la
« transpiration. »

Voici le traitement préconisé par le Dr Salivas :

« Quand le diabète se rattache à un état d'irritation
« de la moelle épinière et des pédoncules cérébraux, en
« d'autres termes, quand il est d'origine nerveuse, j'ai
« simplement recours au **bromure de camphre**, à
« l'**hyosciamine** et à la **cicutine**, parce qu'en faisant
« ainsi disparaître la cause, je supprime l'effet.

« Dans le cas où le diabète n'est pas d'origine ner-
« veuse, — et c'est ce qui arrive le plus fréquemment,
« — je m'adresse d'abord à la **trinité dosimétrique
« (digitaline, aconitine, strychnine)**, puis au **ben-
« zoate de lithine**, à l'**arséniate de fer** et au **sedlitz
« granulé**, sans oublier, bien entendu, le régime alimen-
« taire classique.

« La **digitaline** et l'**aconitine**, par leur action, la pre-
« mière sur les mouvements du cœur, la seconde sur la
« circulation des petits vaisseaux, contribuent puissam-
« ment à assurer les oxydations intra-cellulaires, et par
« voie de conséquence, *à brûler le sucre*.

« La **strychnine** complète ce résultat en incitant le

« système nerveux ; de plus, elle rend aux tissus la vita-
« lité qui leur manque.

« Le **benzoate de lithine**, lui, tend à rendre le sang
« moins acide, à lui faire retrouver son alcalinité. Il est,
« d'ailleurs, aidé dans cette tâche par le *sedlitz* Ch. Chan-
« teaud qui, outre l'avantage qu'il présente d'assurer la
« liberté intestinale, exerce encore, nous le savons, une
« heureuse influence sur l'état du sang.

« Quant à l'**arséniate de fer**, il intervient efficace-
« ment par ses deux éléments : *le fer* comme reconsti-
« tuant, *l'arsenic* comme agent modificateur de la crase
« sanguine, et, partant, comme régénérateur de l'exha-
« lation pulmonaire et de la transpiration. »

Je ne procède pas absolument de la même façon que
mon distingué confrère. Mais, ainsi qu'on pourra en
juger, le traitement auquel j'ai recours ressemble beaucoup au sien.

Je remplace le **benzoate de lithine** par l'*Eau de
Vichy super-alcalinisée*, et je donne systématiquement
le **camphre mono-bromé**, à presque tous mes malades,
persuadé que je suis, que bien souvent le diabète *a des
origines multiples*, et que dans nombre de cas, l'élément nerveux y joue un très grand rôle.

Voici comment je formule :

a. **Trinité dosimétrique**, 3 doses tous les soirs,
avant de s'endormir.

b. **Camphre mono-bromé**, 10 à 12 granules par
jour, entre les repas, un granule toutes les heures, ou
deux à la fois toutes les 2 heures.

Parfois, je réserve ce calmant pour la nuit, et alors, je
le fais prendre avec la trinité :

Arséniate de strychnine...	1 granule
Digitaline................	1 —
Aconitine................	1 —
Camphre mono-bromé.....	3 —

les 6 granules ensemble, trois doses successivement à
1/2 heure d'intervalle.

c. J'ordonne, en outre, d'avaler avant les principaux repas :

Arséniate de strychnine.. 1 à 2 granules
Quassine................... 2 à 3   —
Phosphate de fer.......... 2 à 3   —

d. Le vin bu aux repas, est, comme je l'ai dit plus haut, coupé *d'eau de Vichy super-alcalinisée.* Cette eau se prépare en faisant fondre dans une bouteille d'eau de Vichy ordinaire (Célestins), qui renferme 5 grammes de sel alcalin, un paquet de même sel (Vichy-Etat) de 3 grammes environ, de telle sorte que le malade, en buvant une seule bouteille de cette eau par jour, absorbe 8 grammes de sel alcalin.

Afin de faciliter l'oxydation du sucre contenu dans l'économie, j'ordonne, en outre :

L'exercice au grand air, les longues promenades, le jardinage, les sports qui procurent une fatigue salutaire, activent la respiration, facilitent les échanges gazeux et amènent la transpiration.

Dans le but encore de faire travailler la peau et de stimuler ses fonctions, je conseille les bains froids, quand la saison le permet, les lotions froides (le *sponse bath* des Anglais) ou le drap mouillé ; les frictions sèches au gant de crin.

J'ai coutume de surveiller le régime de mes malades d'une façon toute particulière, parce que j'ai remarqué qu'une trop grande sévérité de ce côté est souvent nuisible.

En empêchant telle personne de manger du pain, par exemple, ou de la pomme de terre qu'elle aime et dont elle ne veut pas se passer, on la dégoûtera de tout, et on la verra se débiliter de plus en plus.

Il vaut certainement mieux que les malades mangent un peu de pain sans mie eupeptique et agréable, ou bien deux ou trois pommes de terre cuites à l'eau salée, que de ne pas manger du tout.

Je conseille cependant, autant que possible, de se priver de féculents, de mets sucrés. La *saccharine* peut

d'ailleurs, adroitement employée, tromper bien des palais et donner l'illusion du sucre absent !

J'ordonne, par contre, de manger copieusement la
viande, le poisson, les huîtres, les légumes verts, et
d'user avec modération du vin rouge ou blanc.

Une recommandation essentielle, c'est d'exiger des
malades en traitement une analyse d'urine mensuelle.

Cela est indispensable, d'abord pour se rendre bien
compte des résultats obtenus par la médication, puis
pour être à même de rappeler rapidement à l'ordre les
convalescents oublieux des conseils donnés et enclins
aux écarts de régime.

Un point encore à signaler, après le Dr Grellety :

Sous prétexte de se tonifier, de se remonter, beaucoup
de diabétiques se gorgent de vins médicamenteux ou
autres, et deviennent très vite alcooliques... Il importe
de leur faire comprendre le danger que leur fait courir
de semblables habitudes, et de fixer la quantité et le
genre de boissons qui leur sont permises.

Diarrhée

Les matières fécales rendues à l'état normal par un
sujet bien portant, ont une consistance pâteuse; elles se
moulent dans l'intestin et sont rejetées à l'état de masses
cylindriques demi-solides.

Sous diverses influences, les matières excrémentitielles
peuvent se ramollir et devenir plus ou moins liquides,
cet état s'appelle *la diarrhée.*

Il y a des diarrhées qui sont causées par une simple
irritation des voies digestives, sans lésion organique de
la muqueuse. Elles sont passagères et guérissent vite.

Il en est d'autres qui se déclarent sous l'influence
d'une phlegmasie intense de l'intestin, donnant lieu parfois à une exfoliation de la muqueuse, et même à des
ulcérations (entérite, fièvre typhoïde, choléra, dysentérie,
etc.), *voir ces mots.* Elles sont graves, longues et diffi-
ciles à guérir.

A. Chez l'adulte, le flux intestinal a pour causes ordinaires les écarts de régime, l'indigestion, le froid aux pieds et au ventre, l'absorption de boissons glacées, l'abus de certains aliments laxatifs (melon, prunes, etc.).

Indications. — 1° Déblayer le canal intestinal de toutes les matières fermentescibles qui y sont accumulées.

Pour cela, avaler deux jours de suite, au réveil, une tasse à thé d'infusion de camomille dans laquelle on aura fait fondre une cuillerée à dessert de sel de **sedlitz Ch. Chanteaud**.

Puis, faire l'antisepsie de l'intestin à l'aide du :

**Salicylate de bismuth
et du benzo-naphtol,**

0.25 à 0.30 centigrammes de chaque, en cachets, 2 à 3 par jour.

2° S'il y a des coliques (*voir ce mot*), calmer le spasme douloureux avec :

**Sulfate de strychnine,
Hyosciamine,
Chlorhydrate de morphine,**

1 granule de chaque, les 3 ensemble, toutes les 1/2 heures jusqu'au calme parfait.

3° Fomentations chaudes sur le ventre, boissons chaudes.

4° A l'occasion, lavements avec une décoction de plantes aromatiques, lavements laudanisés, lavements d'amidon.

5° Quand la diarrhée est calmée, commencer à alimenter le malade avec prudence.

Iᵉʳ repas : une petite soupe au pain (panade) bien cuite et demi-claire, dans laquelle on débattra un jaune d'œuf bien frais.

2ᵉ repas : côtelette de mouton, avec quelques bouchées de pain; œuf au lait; un peu d'eau rougie sucrée (vin de Bordeaux 1/3, eau filtrée 2/3).

Revenir ensuite peu à peu au régime habituel.

B. — CHEZ L'ENFANT, la diarrhée est provoquée le plus souvent par une alimentation défectueuse : mauvais lait, lait bu trop longtemps après la traite ou suri dans des biberons malpropres, le sevrage prématuré, un refroidissement, la dentition, et par certaines maladies infectieuses : rougeole, fièvre typhoïde, etc.

Chacune de ces diarrhées est douée de caractères spéciaux, les unes sont jaunes, les autres vertes, les unes bacillaires, les autres non bacillaires. Il y en a des blanches (choléra infantile), des rouges sanguinolentes dysenterie), etc., etc. Elles peuvent toutes être traitées à peu près de la même façon :

1° On commencera par pratiquer le lavage intestinal avec le **sel de sedlitz** (une pincée pour chaque année de l'enfant), délayé dans de l'eau ou une tisane édulcorée ;

2° On fait ensuite l'antisepsie des voies digestives à l'aide du **salicylate de bismuth** et du **benzo-naphtol**, un centigramme de chaque, pour chaque mois d'âge de l'enfant, par vingt-quatre heures, qu'on administre dans un peu d'eau édulcorée avec du sirop de coings, par petites doses renouvelées toutes les heures ou deux ;

3° On est souvent forcé de supprimer le lait pendant quelques heures (6, 12, 24 heures et plus.)

Pendant ce temps, on donne comme unique boisson aux petits malades de l'eau pure ou une eau minérale alcaline faiblement minéralisée (eau de Vals (Reine) c'est la *diète hydrique*.

Quand la diarrhée est arrêtée, on revient au lait, d'abord fortement additionné d'eau de Vals ; puis, peu à peu au régime habituel.

Au cours de la diarrhée, les lavements rendent de grands services chez les enfants de tous âges. On peut, comme chez l'adulte, administrer des lavements préparés avec une décoction de camomille, de sauge, des lavements amidonnés et même laudanisés, une goutte jusqu'à trois ans, deux gouttes de trois à six ans, trois gouttes de six à neuf ans, etc.

Diphtérie

Affection caractérisée par la formation de fausses membranes à la surface des muqueuses ou de la peau dépouillée d'épiderme.

Le lieu d'élection de la diphtérie est l'arrière-gorge. (Voir Angine diphtérique.)

Si les fausses membranes se propagent et se développent dans le larynx : c'est le *croup*. (Voir ce mot.)

Dysenterie

Des selles glaireuses, sanguinolentes, fréquemment répétées, accompagnées de ténesme et de coliques incessantes, de la fièvre avec un état typhique plus ou moins prononcé, constituent la dysenterie.

Il y a une dysenterie sporadique qui atteint les imprudents qui, pendant les chaleurs de l'été, boivent très froid, mangent des fruits en grande quantité. Elle est peu grave ordinairement.

Mais il y a une autre dysenterie beaucoup plus redoutable, *sorte de typhus*, qui se répand *épidémiquement* dans les agglomérations, frappe les armées en marche, les caravanes, sévit dans les grands centres, les casernes, les villes assiégées, les prisons, les navires, etc.

Dans les colonies, elle frappe un très grand nombre d'européens, et se complique souvent d'hépatite.

TRAITEMENT. — On a pendant longtemps ignoré la nature de la dysenterie. Maintenant qu'on l'a définivement classée dans les maladies microbiennes, on a adopté une médication très différente de celle d'autrefois.

Le seul traitement reconnu efficace était autrefois le traitement par l'ipécacuanha en décoction. (Ipéca à la brésilienne.)

Aujourd'hui, sans abandonner ce médicament qui a fait ses preuves, on a recours à toute une gamme d'antiseptiques internes, et on cherche, en outre, à atteindre le microbe là où il s'implante tout d'abord, là où il pullule, c'est-à-dire dans le gros intestin, à l'aide de lavements antiseptiques variés.

En vertu du principe dosimétrique, qui veut que les voies digestives soient, avant tout traitement actif, débarrassé des matières fermentescibles qui l'obstruent, le lavage intestinal est indiqué au début de la dysenterie.

Les coliques sont calmées au moyen des granules :

Hyosciamine,
Sulfate de strychnine,
Chlorydrate de morphine.

Dans l'intervalle, on donne, comme parasiticide, le **sulfhydral**, à la dose de 10 à 12 granules par jour.

L'**émétine**. principe actif de l'ipéca, est administrée concurremment ; et, pour modérer son action nauséeuse, on la donne avec la **codéïne**, un granule de chaque toutes les heures d'abord, puis à doses très espacées, en ayant soin de cesser tout à fait l'administration dès que les vomissements apparaissent. On peut, du reste, empêcher ceux-ci de se produire, en administrant habilement quelques doses des granules calmants et antispasmodiques précités.

On a donné en lavements l'**hyposulfite de soude** en solution à 5 p. 100, répétés deux à trois fois par jour, remplacés au bout de quelque temps par des lavements d'eau de seltz.

Dans ces derniers temps, un médecin de Lyon, M. le Dr Bergeon, a imaginé un appareil pour administrer des inhalations gazeuses rectales, non seulement d'acide carbonique, mais encore de différents gaz médicamenteux. Son procédé est, paraît-il, très pratique, et les substances microbicides qu'il emploie (**pyridine** et **sulfure de carbone**) très efficaces.

Dysménorrhée

Elle est caractérisée par la venue irrégulière du flux menstruel, et la sortie douloureuse du sang des règles.

Un très grand nombre de médications ont été dirigées contre cet état morbide que l'on rencontre à chaque pas dans les grandes villes, et qui frappe un très grand nombre de femmes et de jeunes filles qui travaillent en atelier, habitent dans des logements étroits et malsains, et ont un régime alimentaire défectueux, se serrent atrocement dans des corsets cuirassés et souffrent habituellement de la constipation.

Nous avons le plus souvent réussi à calmer les douleurs, parfois très vives, de la dysménorrhée, en faisant prendre au moment des époques, et tant qu'elles ne sont pas établies d'une façon satisfaisante, les alcaloïdes suivants :

Sulfate de strychnine,
Hyosciamine,
Chlorhydrate de morphine,

un granule de chaque, les trois ensemble, toutes les trois heures, entre les repas, la veille du jour où l'on présume que les règles apparaîtront, et toutes les heures, le jour du début de l'écoulement, jusqu'à suppression des coliques internes.

Les moyens externes sont toujours utiles.
Lavements laudanisés.
Fomentations chaudes et calmantes sur l'abdomen.
Cataplasmes.

Si la dysménorrhée est accompagnée d'anémie, on prescrira la **strychnine** et l'**arséniate de fer** ; si elle occasionne des troubles nerveux, on aura recours au **valérianate de fer** et de zinc.

Dyspepsie

Maladie des individus qui digèrent mal et lentement.

Elle complique une foule d'affections, parmi lesquelles il convient de citer le rhumatisme, la goutte, la gastrite, la gastralgie, les affections du foie, l'hystérie, l'hypochondrie, etc. L'intensité des symptômes de la dyspepsie est très variable.

Certaines personnes ayant une apparence de bonne santé, un bel appétit et une mine florissante, ne peuvent digérer certains aliments sans souffrir d'éructations, de flatulences, fort pénibles (dyspepsie flatulente). D'autres ressentent, quatre à cinq heures après avoir bu du vin, mangé des pommes de terre, des haricots. du macaroni, du poisson frit, un brûlement douloureux qui part de l'estomac, remonte brusquement à la gorge, et s'accompagne de renvois aigres (pyrosis), acides, de nausées, et parfois même de régurgitations des plus désagréables.

Nous conseillons, à cette catégorie de dyspeptiques, de manger peu, de choisir leurs aliments. de mener une vie très réglée, et de suivre le traitement suivant :

   a. **Arséniate de strychnine** ...... 1 granule
     Quassine .... 2 granules
les trois ensemble avant chaque repas.

  b. Eau de Vichy (Célestins) ou eau de Vals (Reine),. (suivant le degré d'acidité de l'estomac). Boire ces eaux,. pures, par verre à bordeaux; une dose avant de manger, une seconde au milieu du repas, une troisième avant de quitter la table. Dans l'intervalle, user modérément d'eau rougie et de bière.

  c. Après les repas avaler 10 à 12 granules de pepsine pure.

  d. Ne jamais lire en mangeant; aller faire une promenade après les repas.

Les sujets atteints de flatulence, doivent, en outre de ce traitement, prendre des poudres absorbantes (charbon de peuplier) et, si les éructations ont de mauvaises odeurs, faire l'antisepsie de l'estomac, avec **llélénine**, granules au centigr., 1 à 3, entre les repas, ou encore en combinant le charbon et le **benzo-naphtol**, 0, 25, à 0, 30 centigr. en cachet, après chaque repas.

La plupart des dyspeptiques sont constipés; quelques-uns cependant sont atteints de diarrhée habituelle causée par la dyspepsie intestinale. Les deux catégories de malades se trouverout bien du lavage intestinal quotidien au **sel de sedlitz Ch. Chanteaud**.

Si les renvois, fréquemment répétés, s'accompagnent de tympanisme stomacal, et prennent un caractère spasmodique, on prendra :

Hyosciamine et **sulfate de strychnine**,
un de chaque toutes les 20 à 30 minutes, en ajoutant, à chaque dose, si ces malaises se produisent plus de 2 heures après les repas, un granule de **chlorhydrate de morphine**; sucer, en outre, dans le même temps, quelques pastilles de Vichy-Etat à la ménthe ou à la fleur d'oranger.

Dysurie

Difficulté d'uriner, soit par défaut de sécrétion urinaire. soit par obstacle au passage de l'urine, soit par contraction spasmodique du col vésical. C'est un symptôme que l'on rencontre dans la plupart des maladies des voies génito-urinaires. La dysurie peut tenir d'une inflammation du canal de l'urèthre déterminée par une blennorrhagie ou par un traitement mal compris de cette affection (injections urèthrales trop astringentes ou caustiques), par la présence de calculs vésicaux, par une hypertrophie de la prostate, etc.

Elle peut être causée par une cystite cantharidienne, par un spasme du col vésical (rétention d'urine). ou encore par une maladie de la moelle épinière (paraplégie).

La dysurie est fréquente au début des maladies fébriles, principalement chez les jeunes enfants. L'urine rouge, épaisse, n'est rendue qu'avec peine, parfois goutte à goutte et à de longs intervalles.

Suivant la maladie qui l'a causée, on combattra la dysurie :

1° Par des bains émollients généreux, des bains de siège, des boissons diurétiques abondantes, des lavements émollients, des fomentations chaudes, des cataplasmes sur le bas-ventre.

2° Dans le cas de cystite, une application de sangsue au périnée aménera un grand soulagement.

3° Dans la rétention spasmodique de l'urine, on plongera le malade dans un bain chaud et on donnera les granules :

Sulfate de strychnine,
Hyosciamine,
Cicutine,

un granule de chaque toutes les 1/2 heures et même tous les 1/4 d'heure, jusqu'à rupture du *strictum*.

Il faut que le médecin se rende compte lui-même, *de visu*, de la façon dont se comporte le malade quand il ressent l'envie d'uriner. Si celui-ci pousse trop, on fait cesser la **strychnine**. Si, au contraire, la vessie est paralysée, on donne ce médicament à plus forte dose.

Quand la sécrétion urinaire semble, pour ainsi dire, suspendue, il convient de combiner les bains, les boissons mucilagineuses et diurétiques avec les granules suivants :

Hyosciamine,
Digitaline,

un granule de chaque toutes les heures, jusqu'à effet.

Ⅲ

Eclampsie

Maladie caractérisée chez la femme par une perte subite ou passagère de la sensibilité et de l'intelligence, avec mouvements convulsifs généraux de la face, du tronc et des membres.

4

Elle peut éclater pendant la grossesse ou pendant le travail ; on l'a même observée quelquefois après l'accouchement. (Voir dans l'appendice : *Eclampsie puerpérale.*)

Embarras gastrique

Phlegmasie catarrhale de l'estomac caractérisée par une langue sale, de l'inappétence et de la courbature générale.

Il suffit parfois d'un écart de régime, d'un peu de surmenage, pour produire cette indisposition légère et sans gravité.

Une bonne dose de sedlitz, une journée de diète et quelques jours d'un régime un peu sévère, suffisent le plus souvent à amener la guérison. Mais il y a un embarras gastrique *fébrile* qui constitue une véritable petite maladie.

Il est caractérisé par un état saburral très prononcé, un état nauséeux, *un mouvement fébrile intense*, du mal de tête et un anéantissement complet.

INDICATIONS. — *a.* Dans ce cas, *un vomitif* et mieux un *éméto-cathartique* est nécessaire.

Émétique, deux à trois granules dosés au centigramme. Faire fondre dans un verre d'eau ou de thé léger, ajouter une cuillerée à dessert de **sel de sedlitz Chanteaud.** Boire en trois fois à dix minutes d'intervalle.

b. Les jours suivants, lavage intestinal au **sedlitz.**

c. Limonade fraîche en abondance, bouillons légers, Oranges.

d. **Trinité dosimétrique** toutes les fois qu'il y a de la fièvre, et tant qu'elle persiste.

e. S'il y a de la céphalgie, donner **aconitine** et **caféine.**

f. Quand la langue est bien nettoyée, commencer à alimenter le malade : petits potages, œufs à la coque, un peu de vin sucré, coupé d'eau gazeuze (Vals. Reine).

g. S'il y a de l'inappétence : **strychnine** et **quassine**, avant chaque repas.

h. S'il y a de la diarrhée : Eau de Pougues (Saint-Léger). Vin de Bordeaux. Viande rôtie. Œufs au lait.

Emphysème pulmonaire

Des accès de toux pénibles et répétés, causés par une bronchite, une broncho-pulmonaire ou toute autre cause, des efforts musculaires violents et prolongés, amènent la dilatation des vésicules pulmonaires et parfois leur déchirure. Quand plusieurs vésicules communiquent les unes avec les autres, l'*emphysème* est dit *vésiculaire*. Quand l'air s'infiltre dans le tissu cellulaire qui remplit les intervalles des lobules, on est en présence de l'*emphysème interlobulaire*.

L'emphysème pulmonaire entraîne avec lui une grande gêne respiratoire. Le moindre exercice, une marche un peu précipitée, la montée d'un escalier, déterminent, chez les emphysémateux, des accès de dyspnée, des râles bronchiques et de la toux suivie du rejet de crachats, tantôt épais et opaques, tantôt blancs et mousseux, tantôt striés de sang. Ces crachats sont produits par le catarrhe pulmonaire plus ou moins aigu qui précède ou accompagne l'emphysème.

Traitement. — Il n'y a pas de traitement spécial de l'emphysème pulmonaire.

La conduite du médecin est tracée par l'état de la poitrine. Il faut décongestionner les poumons, quand il y a hyperémie. Il faut combattre la dyspnée, faire cesser le spasme respiratoire, et calmer la toux.

La **trinité dosimétrique** répond à la première indication.

Le **sulfate de strychnine**, l'**hyosciamine** et la **codéine** à la seconde.

La **codéine** et l'**iodoforme** à la troisième.

(Voir *Bronchite*. — Voir *Pneumonie*.)

On obtient de bons résultats, surtout chez les vieillards, de l'emploi de la **strychnine**.

Les Eaux d'Enghien, du Mont-Dore, et principalement celles d'Argelès-Gazot sont efficaces dans l'emphysème pulmonaire.

Encéphalite

C'est l'inflammation du cerveau.

Quand les enveloppes de cet organe prennent part à l'inflammation, la maladie prend le nom de *méningo-encéphalite*.

Cette affection peut être causée par une chute sur le crâne, un coup violent porté sur la tête, la pénétration d'un corps étranger (balle, éclat d'obus, esquille osseuse), le développement d'une tumeur cérébrale, une insolation, un érysipèle du cuir chevelu, l'abus du tabac et des boissons alcooliques, etc.

Suivant le degré de l'inflammation, le cerveau peut être le siège d'une simple hyperémie, ou bien d'un ramollissement amenant la destruction de la substance cérébrale et la suppuration.

Traitement. — Au début, décongestionner,

a. **Sedlitz Ch. Chanteaud.**

b. Sinapismes aux membres inférieurs, glace sur la tête, au besoin sangsues derrière les oreilles ou bien à l'anus.

c. **Aconitine, digitaline, arséniate de strychnine,** un granule de chaque toutes les 1/2 heures.

d. S'il y a de violents maux de tête, remplacer l'**arséniate de strychnine** par la **caféine.**

e. Si un corps étranger existe dans le cerveau, *trépanation*.

Entérite

On donne le nom d'entérite à l'inflammation de la première partie du tube digestif appelée *intestin grêle*.

Dans la première enfance, un lait de mauvaise qualité le sevrage prématuré, enflamment d'abord l'estomac et provoquent des vomissements (gastrite).

Les aliments qui ne sont pas rejetés passent dans l'intestin qu'ils irritent à son tour, ce qui cause la *diarrhée.* (Voir ce mot.) La maladie devient alors la *gastro-entérite,* affection des plus communes et des plus meurtrières chez les nourrissons.

La gastro-entérite peut passer à l'état chronique. Elle produit alors un état spécial qu'on nomme l'*athrepsie.*

INDICATION. — *a.* Si l'enfant a été commencé au biberon, il faut, sans tarder, changer le mode de nourriture, et confier le petit malade à une bonne nourrice au sein.

b. S'il est élevé à la mamelle, il faut surveiller de près l'allaitement et régler le nombre des tétées. (Voir à l'appendice le mot *Allaitement.*

Dans la seconde enfance, de même que dans l'âge adulte, l'inflammation d'intestin se déclare, soit à la suite d'un refroidissement prolongé du ventre, soit après des écarts de régime et des indigestions répétées.

Elle peut être provoquée également par un régime alimentaire trop abondant, par l'absorption de mets très épicés, de glaces, de boissons froides, etc.

Enfin, elle peut être causée par la constipation. Le séjour dans les intestins de matières excrémentitielles desséchées, durcies, irrite la muqueuse, l'enflamme, et finit parfois par l'ulcérer.

TRAITEMENT. — Le lavage quotidien du tube digestif au moyen du **sel de sedlitz**, constitue le premier élément de la médication. Il peut être pratiqué à toutes les époques de la maladie, même dans les entérites ulcéreuses, car il n'irrite pas l'intestin, et il ne provoque pas d'hypersécrétion ; quand les selles diarrhéiques sont très copieuses et répétées, le **sedlitz**, en balayant le canal sur toute sa longueur, en diminue singulièrement la fréquence.

Le **chlorhydrate de morphine**, seul ou combiné

avec l'**hyosciamine** et la **strychnine**, (brucine, chez l'enfant), agissent efficacement contre la diarrhée, en modérant les mouvements pérystaltiques, ce qui, du même coup, calme les épreintes et fait cesser le ténesme.

La soif étant très ardente, les malades demandent fréquemment à boire. On donne de l'eau de Vals (Reine) pure, de l'eau de riz, de l'eau gommeuse, de l'eau albumineuse, avec du sirop de coings.

L'alimentation est très difficile : le lait coupé d'eau de Vals (Reine), d'eau de Pougues (St-Léger), le bouillon de poulet, les décoctions de céréales, sont les premiers aliments à essayer ; puis, viennent les *laits de poule*, les petites panades claires, les œufs mollets et, enfin, la viande rôtie. Le pain et le vin ne peuvent rentrer dans le régime que tardivement. Dans la convalescence, la **strychnine**, la **quassine**, et la **pepsine** aiguiseront l'appétit et faciliteront la digestion.

Epilepsie

Névrose de nature indéterminée, caractérisée par des crises convulsives subites, avec perte de connaissance et de sensibilité, souvent précédées d'un malaise bizarre qu'on nomme *l'aura*.

L'épilepsie, suivant l'intensité des crises qu'elle détermine, est appelée *petit mal* ou *grand mal*.

Elle se déclare le plus souvent chez des sujets tarés, issus de parents alcooliques ou eux-mêmes épileptiques.

L'épileptique pousse un cri et tombe aussi bien la face contre terre que sur le dos, sans choisir l'endroit de sa chute. Pendant la crise, il se débat, donne des coups de pieds, se soulève par bonds, retombe brutalement, se mord la langue et rejette par la bouche convulsée, une écume souvent ensanglantée.

Traitement. — **Camphre mono-bromé**, de 6 à 20 granules par jour suivant l'âge et la force des crises.

Valérianate de zinc,
Valérianate de fer.

Deux granules de chaque trois fois par jour.

Au moment des attaques, et pendant les crises, on administrera, si la chose est possible :

Hyosciamine,
Sulfate de strychnine,
Chlorhydrate de morphine,

un granule de chaque, les 3 ensemble, entiers ou fondus dans une cuillerée d'eau, tous les quarts d'heure.

Si la crise est très violente, inhalations de **chloroforme.**

Après les crises, les épileptiques ressentent une fatigue extrême et restent longtemps dans une sorte d'hébétement.

La **caféine** : 2 granules tous les quarts d'heure font vite sortir les malades de leur torpeur.

Dans les cas graves, le **nitrate d'argent,** un à cinq centigr. par jour, ou les trois **bromures** à hautes doses, rendent de grands services.

Épistaxis

L'épistaxis, ou hémorrhagie nasale, est très fréquente chez les enfants délicats et anémiques. Elle se produit plus rarement chez les sujets vigoureux, enclins à la pléthore.

Dans l'embarras gastrique fébrile, au début de la fièvre typhoïde, de la rougeole, dans le purpura, la coqueluche, etc., le saignement de nez est fréquent.

S'il se renouvelle alors à de courts intervalles il affaiblit considérablement les malades et devient un grave danger.

On a conseillé nombre de médications contre l'épistaxis.

Jus de citron en injections dans la narine qui saigne.

Irrigations d'eau chaude, tampons imprégnés de la

solution de perchlorure de fer à 30° ; d'antipyrine (5 gr.
dans 20 gr. d'eau), etc. A l'intérieur, ergotine, perchlorure de fer par gouttes, etc., etc. Limonade sulfurique.
Eau de Léchelle, etc., etc.

Les dosimètres ont toujours opposé aux hémorrhagies
nasales :

L'ergotine,
L'arséniate de quinine.

2 granules de chaque tous les quarts d'heure jusqu'à
arrêt complet de l'écoulement sanguin.

Mais, dans ces derniers temps, une étude attentive du
mécanisme de l'épistaxis a prouvé que le meilleur moyen
d'arrêter le saignement de nez, était *de cautériser au
crayon de nitrate d'argent l'ulcération de la muqueuse ou la petite plaie vasculaire* par lesquelles ont
lieu les hémorrhagies.

Érysipèle

Inflammation des vaisseaux lymphatiques de la peau
se développant sous des influences variées, au voisinage
des plaies, des écorchures, de simples bobos mâl soi-
gnés.

La partie atteinte d'érysipèle est d'un rouge intense,
recouverte de phlyctènes et limitée par un bord saillant
caractéristique.

L'érysipèle est une maladie infectieuse, très contagieuse.

La région où se déclare le plus souvent l'érysipèle est
la face ; et sur la face, les lieux d'élections sont les ailes
du nez.

Suivant qu'il est ou non accompagné de fièvre, la gravité de l'érysipèle varie notablement.

TRAITEMENT. — Il est externe et interne.

1° *Erysipèle avec température ne dépassant pas
38 degrés :*
a. Appliquer sur la région malade à l'aide d'un pin-

ceau, soit de la vaseline boriquée, soit de la vaseline ichtyolée au quart, soit de l'éther camphré.

b. Lavage intestinal au **sedlitz Ch. Chanteaud** tous les matins, car l'embarras gastrique est constant.

c. **Aconitine amorphe,** 1 granule; **sulfhydral,** 2 granules, toutes les demi-heures d'abord, puis toutes les heures.

2° *Erysipèle avec température dépassant 38 degrés.*

Sulfhydral, 2 granules toutes les demi-heures. Avaler en outre, pendant la fièvre, une dose de la Trinité dosimétrique toutes les 1/2 heures, soit concurremment, soit dans l'intervalle.

Si le mal de tête est très violent, remplacer dans la trinité, l'**arséniate de strychnine** par la **caféine.**

3° *Erysipèle à répétition.* — Revient chez certaines femmes prédisposées tous les mois, au moment des époques, pendant des années.

Quand l'érysipèle est déclaré, l'attaquer vigoureusement par le traitement ci-dessus indiqué.

Dans l'intervalle des deux époques menstruelles, ordonner :

a. Le lavage quotidien au **sedlitz Ch. Chanteaud.**

b. **Arséniate de strychnine,** 1 granule,

Quassine, 2 granules,

aux repas.

c. **Sulfhydral,** 8 granules par jour.

Les érysipèles qui compliquent les plaies chirurgicales se traitent de la même façon; mais il importe d'isoler strictement les malades, et de pratiquer l'antisepsie rigoureuse des plaies les plus insignifiantes, chez tous les malades et blessés en traitement dans le même temps.

Erythème polymorphe

On nomme érythème des « dermatoses exsudatives » (Hébra), qui sortent de la catégorie des exanthèmes contagieux des fièvres éruptives, et qui se produisent sur la peau et les muqueuses sous des influences variées.

Il y a un érythème sudoral.

Un érythème se produit sur la peau du visage par suite d'un écoulement nasal prolongé et sur les fesses et les cuisses des petits enfants, par le contact d'une urine irritante.

Un érythème annulaire produit par la présence d'un parasite (Herpès circiné), un érythème noueux, formé de plaques rouges, dures, douloureuses, se développant sur le trajet des os longs, et déterminant une élévation de la température.

Enfin, il existe une infinité d'autres érythèmes papuleux, vésiculeux, squammeux, que l'on désigne sous le nom d'*érythèmes polymorphes*. Ces érythèmes ont une marche tout à fait spéciale, toujours identique. Ils commencent par des taches rouges et des papules saillantes qui se transforment en vésicules ou en bulles, lesquelles se réunissent bord à bord et forment des phlytènes qui, au bout de quelques jours, deviennent violacés, crèvent, se dessèchent et forment des croûtes. Ces croûtes tombent peu à peu, laissant après elles des cicatrices parfois indélébiles.

L'éruption s'accompagne de douleurs plus ou moins pénibles dans les membres affectés, de fièvre, parfois de vomissements, de diarrhées, d'affaiblissement. — La maladie évolue avec ou sans complications, puis, les malades semblent revenir à la santé.

Au bout de quelques semaines ou de quelques mois, il se fait une nouvelle poussée, et le fait se reproduit ainsi plus ou moins régulièrement.

Ces érythèmes sont considérés, par certains auteurs, comme dépendant de la diathèse rhumatismale, d'autres parmi lesquels mon très distingué confrère et ami, M. le docteur Paul de Molènes-Mahon, qui a écrit sur cette question un très remarquable travail, estiment que l'érythème polymorphe se manifeste souvent *sous l'influence d'un état infectieux* de l'organisme.

Ce qui tendrait à prouver l'exactitude de cette thèse, c'est que *nous avons jugulé brusquement en saturant*

notre malade de sulfhydral et en faisant prendre ensuite ce médicament à la dose de 8 granules par jour,
sans interruption, un érythème polymorphe, récidivant
tous les quinze jours depuis quatre à cinq mois, considéré d'abord comme une manifestation rhumatismale et
traité comme tel sans succès pendant plusieurs mois.
(Voir l'observation de ce cas in *Dosimétrie*, numéro de
décembre 1896.)

Fort de cette expérience concluante, nous recomman-
dons de donner dans tous les cas d'érythème polymorphe, vésiculeux, bulbeux, noueux, papuleux ou
autre, le plus énergique le plus sûr de tous les anti-
bacillaires connus, le **sulfhydral**, à doses élevées jusqu'à saturation, puis à la dose de 8 à 10 granules par
jour, pendant trois à quatre mois sans interruption.

On fera ensuite cesser tout traitement, mais on surveillera de près le malade.

Si une poussée nouvelle semble, à un moment donné,
se préparer, on recommencera bien vite le traitement.
Je ne doute pas que les observations que feront mes
confrères ne viennent confirmer l'efficacité remarquable
du **sulfhydral**, dans ces maladies jusqu'ici si rebelles.

F

Fièvre

La fièvre est un état morbide caractérisé par une
élévation de la température du corps qui de 37° monte
à 38, 39, 40 degrés et plus ; une augmentation du nombre des pulsations artérielles, et un malaise général
se traduit par de la courbature, sécheresse de la langue
et soif ardente.

On a longtemps considéré la fièvre comme « *une*
« *réaction bienfaisante de la nature luttant contre la*
« *maladie, comme une opération naturelle ayant pour*
« *but de faciliter l'expulsion des matériaux nuisibles*
« *accumulés ou introduits dans l'organisme.* »

Mais, l'*Ecole dosimétrique* professe une toute autre opinion.

Pour elle, *la fièvre, c'est l'ennemi.*

Quelle que soit la maladie qui la cause, quelles que soient les circonstances qui la produisent, quel que soit l'âge du malade, il faut toujours *essayer de juguler la fièvre*, et si on ne peut y parvenir, il faut tenter de la modérer.

L'arsenal dosimétrique fournit un certain nombre de médicaments dont l'heureuse combinaison permet, dans le plus grand nombre des cas, de régulariser les battements du cœur, de ramener la température à la normale.

La principale formule défervescente, la plus énergique chez l'adulte, c'est la **trinité** ou **triade dosimétrique :**

> **Arséniate de strychnine,**
> **Digitaline,**
> **Aconitine.**

Chez l'enfant en bas-âge, on remplace **l'arséniate de strychnine** par la **brucine.**

La formule type peut subir des modifications, c'est ainsi que l'on emploie les **trinités** suivantes :

Chez l'adulte	*Chez l'enfant*
Arséniate de strychnine,	**Brucine,**
Vératrine,	**Vératrine,**
Aconitine ;	**Aconitine ;**

ou bien

Caféine,	**Caféine,**
Digitaline,	**Vératrine,**
Aconitine ;	**Aconitine ;**

et d'autres encore, suivant les cas.

Fièvres

On a donné le nom de *fièvres* à des maladies générales fébriles, à des pyrexies qui, suivant leur type et

leur durée, ont été divisées en fièvres continues, fièvres
rémittentes, fièvres intermittentes.

Les fièvres ont été, d'autre part, divisées, selon leur
forme, en fièvres inflammatoires, fièvres bilieuses,
fièvres muqueuses, fièvres ataxiques, fièvres adyna-
miques.

Très souvent, ces affections sont contagieuses : fièvre
typhoïde, fièvres éruptives, etc.

Elles se soignent toutes d'après le même principe :

1° Couper l'accès, au moyen des défervescents;

2° En empêcher le retour en administrant la **quinine
et ses sels** dans l'intervalle ; **sulfate de quinine,
arséniate de quinine** aux adultes; **hydro-ferro cyanate de quinine** aux enfants.

3° Soutenir les forces du malade à l'aide de l'**arséniate de strychnine**, la **brucine**, la **quassine**, l'**arséniate de fer**, la **caféine**, etc., et un régime tonique.

Fièvres éruptives

Maladies générales d'origine microbienne et, par
conséquent, de nature infectieuse, contagieuses et souvent épidémiques, caractérisées par une élévation plus
ou moins considérable de la température du corps, des
éruptions sur la peau et les muqueuses, et des symptômes morbides variés. Les principales fièvres éruptives
sont : la *rougeole*, la *scarlatine* et la *variole*. (Voir ces
mots.)

Fièvre typhoïde

Fièvre continue, de nature infectieuse, causée par le
développement dans l'organisme d'un bacille spécial
(bacille d'Eberth), frappant principalement les sujets
jeunes et vigoureux, et déterminant chez ceux qu'elle
atteint un état de torpeur général, une diarrhée infecte

l'ulcération des plaques de Peyer et des congestions vis-
cérales variées.

Les jeunes soldats, les domestiques, les ouvriers qui
quittent leur pays natal et viennent dans les grandes
villes pour accomplir leur service militaire, ou pour y
exercer leur industrie, sont, pendant de longs mois, jusqu'à ce qu'ils soient acclimatés, exposés aux attaques de
cette grave affection qui est *contagieuse* et peut devenir
épidémique dans les armées, les navires, les collèges, les
hôpitaux, les casernes, dans les quartiers populeux des
villes malpropres, etc.

Le mode le plus fréquent de propagation de la fièvre
typhoïde est l'usage en boissons d'une eau puisée dans
des rivières, des ruisseaux ou des mares, où ont été
lessivés des linges souillés de déjections de typhiques;
ou tirées des puits ou des citernes dans lesquels
viennent se mêler les eaux pluviales après avoir lavé
les fumiers, les cours, les puisarts où l'on a jeté les
excréments de typhiques en traitement.

L'empoisonnement se fait lentement.

Le sujet perd l'appétit, il se fatigue au travail plus
vite que de coutume. Il présente d'abord les symptômes
d'un embarras gastrique, il a la diarrhée, ou parfois il
est constipé; et s'il se purge, au lieu de se remettre, il se
sent de plus en plus malade; il tremble sur ses jambes,
la tête lui tourne, il saigne du nez; enfin, il est brûlé
continuellement par une fièvre qui l'accable.

Pour traiter d'une façon scientifique la fièvre typhoïde,
il importe de ne pas s'écarter des indications suivantes :

1° Attaquer l'état saburral par des lavages de l'intestin, copieux et répétés.

2° Juguler la fièvre si cela est possible, sinon la
modérer par les moyens appropriés.

3° Assurer, autant que faire se peut, l'antisepsie du
canal intestinal, afin d'empêcher l'absorption des produits toxiques qui s'y développent.

4° Soutenir les forces du malade, à toutes les périodes de la maladie.

a. La première indication sera remplie à l'aide du sel

de sedlitz Ch. Chanteaud, que l'on donnera au début à doses purgatives, puis que l'on continuera chaque matin à doses laxatives.

b. Afin de suivre la seconde indication, on donnera, thermomètre en main, la **trinité défervescente,** dès que la température dépassera 38 degrés, et on poursuivra l'administration des trois alcaloïdes toutes les 1/2 heures, sans interruption, jusqu'à ce que la colonne de mercure soit descendue au-dessous de 38.

Pendant la période des hautes températures, on fera sur le corps du malade, une ou plusieurs fois par jour, des lotions d'eau vinaigrée fraîche, sur tout le corps. Elles aident puissamment à la défervescence.

c. Quand arrivera la période de rémission, on donnera dans l'intervalle des poussées fébriles :

l'arséniate de quinine
et **l'arséniate de strychnine,**

1 granule de chaque ensemble, toutes les 1/2 heures, jusqu'à cessation des redoublements nocturnes ou diurnes.

d. La putridité des garde-robes sera combattue par des lavements à l'eau bouillie, par des cachets composés de **salicylate de bismuth** et de **benzo-naphtol** (0.25 centi. de chaque, trois à quatre fois par jour).

e. Contre le bacille pathogène, on donnera la **trinité nécrophytique** de Ferran :

Sulfhydral,
Iodoforme,
Hellénine,

1 granule de chaque toutes les heures, concurremment avec la **trinité défervescente,** ou en alternant avec elle.

f. On alimentera le malade avec du lait; et si le pouls faiblit, on donnera

Caféine,
Arséniate de fer,
Arséniate de strychnine,

2 granules de chaque, les 6 ensemble, deux à trois fois par jour.

Quand la température sera redevenue normale, on donnera des potages légers, des œufs au lait, et ce n'est que peu à peu que l'on fera entrer dans le régime la viande et le pain.

A côté de ce traitement, je dois à la mémoire d'un cher et savant ami d'en indiquer un autre qui a donné d'excellents résultats.

Je veux parler du traitement de feu le Dr Salet (de Saint-Germain-en-Laye), qui peut être appliqué à toutes les périodes de la fièvre typhoïde.

Il consiste à saturer l'organisme des typhiques par le **calomel**. Voici comment il peut se résumer :

a. Donner 1 granule dosé au centigramme, toutes les 1/2 heures, et, en même temps, faire boire en abondance du bouillon de bœuf froid, convenablement salé.

Au bout d'un certain nombre d'heures ou de jours, ce traitement détermine une *stomatite mercurielle* qui indique la saturation et marque d'ordinaire la jugulation de la fièvre typhoïde.

b. A ce moment, on doit cesser l'administration du **calomel**, traiter la stomatite par des lavages fréquents de la bouche avec une solution de **chlorate de potasse** (20 pour 500).

c. Et continuer le traitement en se conformant aux indications stipulées plus haut.

G

Gastralgie

La gastralgie, ou névralgie de l'estomac, est caractérisée par une douleur siégeant au creux épigastrique, donnant la sensation d'une torsion, d'un pincement violent (crampes d'estomac), suivie souvent de renvois, de nausées, et même du rejet d'une certaine quantité d'eau claire, chaude, parfois acide, mais le plus souvent sans odeur ni saveur.

Les crises de gastralgie se déclarent, soit avant, soit après, soit loin des repas.

INDICATIONS. — *a*. Quelquefois, elles sont apaisées par l'ingestion d'un peu de nourriture, un potage, une boisson chaude.

b. Si la crise est assez violente pour nécessiter un traitement, on donnera, dès que le mal se fera sentir ;

Hyosciamine,
Chlorhydrate de morphine ou **cocaïne,**
Sulfate de strychnine,

1 granule de chaque, les 3 ensemble, tous les 1/4 d'heure, avec une gorgée *d'eau chloroformée.*

Ainsi administrés, ces granules calment admirablement la douleur, et apaisent en quelques minutes la contraction, la crampe de l'estomac.

c. Pour prévenir le retour des accès, on évitera tout écart de régime, on rejetera systématiquement de la nourriture les crudités, les mets épicés, le vin pur, les liqueurs fortes.

d. Les sujets délicats, nerveux, chloro-anémiques, surtout ceux qui ont fait abus des préparations de fer et de quinquina, sont très enclins aux douleurs gastralgiques.

À cette catégorie de malades, on recommandera l'hydrothérapie, les bains froids.

1. Le **sedlitz Ch. Chanteaud**, le matin.

2. La **strychnine** et la **quassine**, avant les repas pour aiguiser l'appétit.

3. L'eau de Bussang, de Vals ou de Vichy, en mangeant.

4. La **pepsine** et la **cocaïne**,

4 à 5 granules de chaque, à deux ou trois reprises, à 1/2 heure ou 1 heure d'intervalle, après les repas, pour faciliter la digestion, souvent longue et pénible.

La gastralgie se complique souvent d'aigreurs (pyrosis).

Il faut surtout alors recommander aux malades un régime sévère.

Pour corriger l'acidité de l'estomac (hyperchlorhydrie) on conseillera de boire, avant de commencer à manger et à la fin des repas, un verre à bordeaux d'eau de Vichy (Célestins) pure.

Au besoin, on donnera comme absorbant le *charbon végétal*.

Gastrite

La gastrite est l'inflammation de la muqueuse de l'estomac.

Elle peut être causée brusquement par l'absorption d'une boisson brûlante ou glacée, d'un poison irritant, ou bien elle survient lentement, par suite d'excès de table, de l'usage habituel de mets trop épicés ou de mauvaises qualités, de vins falsifiés et de boissons alcooliques.

D'où une gastrite aiguë et une gastrite chronique.

La gastrite aiguë s'accompagne toujours de douleurs vives au creux de l'estomac avec sensation de brûlure, soif ardente, vomissements, le tout accompagné de fièvre.

La première indication est de calmer la douleur.

La **morphine** et la **cocaïne** y parviennent assez vite.

La soif est combattue par une infusion légère de camomille, de feuilles d'oranger ou une limonade légère, de l'eau de Vals (Reine).

On soutiendra le malade avec du lait, des bouillons de viande dégraissés, des bouillons maigres, des boissons mucilagineuses.

On se trouve bien de couper le lait avec une eau alcaline, Vichy (Célestins) ou Pougues (Saint-Léger) ou mieux encore Vals (Reine), qui tout en étant très gazeuse, est faiblement minéralisée.

La fièvre sera apaisée par l'**aconitine**, et si elle est très tenace, par la **trinité**.

Le **sel de sedlitz Charles Chanteaud** sera administré le matin, et dès que le malade pourra manger un peu, on donnera la **quassine** avant les repas, avec un granule de **strychnine**.

Après les repas, la **pepsine** facilitera la digestion.

La gastrite devient chronique par la répétition journalière des brûlements intérieurs, des vomissements, des maux de tête. Le malade maigrit et tombe peu à peu dans un état de cachexie caractéristique.

La seule nourriture supportée alors est le lait coupé d'eau de Vichy ou d'eau de chaux.

La constipation peut être tenace.

Le **sel de sedlitz** doit être pris tous les matins dans un 1/2 verre d'eau minérale (Célestins ou Hôpital).

Les aigreurs sont combattues par les poudres absorbantes (magnésie calcinée, charbon de peuplier).

La fièvre revient chaque soir, minant le malade et l'affaiblissant de jour en jour.

Il importe de lutter contre elle avec la **trinité**, et d'en empêcher le retour périodique avec l'**hydro-ferrocyanate de quinine.**

La gastrite chronique s'aggravant peut amener l'ulcération de certaines portions de la muqueuse stomacale ; elle se transforme alors en *gastrite ulcéreuse* (ulcère simple de l'estomac).

Et si l'ulcération ronge complètement la muqueuse, il se produit une hémorrhagie (hématémèse) ou une péritonite aiguë qui amène rapidement la mort.

Pour arrêter le sang dans l'hématémèse, on a, dans ces derniers temps, conseillé le **sous-nitrate de bismuth** à très hautes doses.

Nous en avons vu administrer avec succès 20 grammes par jour, sans qu'il en résultât aucun désordre.

Goutte

La goutte est une diathèse de nature très voisine du rhumatisme ; mais, tandis que dans celui-ci ce sont les grandes articulations qui sont atteintes d'emblée de fluxions et de douleurs ; dans la goutte, la maladie s'attaque d'abord aux petites articulations qu'elle déforme et annihile.

La goutte est due à la prédominence, dans le sang, de l'acide urique et d'urate de soude, qui se déposent en plaques plus ou moins épaisses (tophus) dans les articulations, sur les ligaments péri-articulaires et dans divers organes (cœur, vaisseaux, reins).

MARCHE DE LA MALADIE

Le mal commence le plus souvent par des phénomènes dyspeptiques, des douleurs aiguës dans les orteils et les petites articulations ; puis, viennent le gonflement douloureux et la déformation des jointures.

La goutte est aiguë ou chronique.

On observe parfois, dans la goutte chronique, un phénomène qu'on nomme une *métastase*.
La fluxion goutteuse venant à disparaître, il se déclare brusquement une maladie grave des viscères, capable d'emporter le patient.

Les gens du monde expriment ce fait par un mot expressif : c'est, disent-ils, *une goutte remontée*.

Indications. — *a.* Prévenir les attaques et les espacer le plus possible par un régime sévère.

Eviter les excitations de toute espèce. Mener une vie régulière. Prendre beaucoup d'exercice. Faire des frictions sèches et du massage.

Combattre la diathèse urique au moyen des boissons alcalines et des granules défervescents suivants :

Benzoate de soude ou de **lithine,**

4 à 8 granules par jour.

b. Diminuer la violence des attaques.

Pour cela, donner, dans les cas aigus :

Colchicine,

Vératrine,

Aconitine,

1 granule de chaque, les 3 ensemble, toutes les 1/2 heures.

En même temps, faire sur les parties malades des fomentations d'huile laudanisée, *chaude ou froide*.

Les poussées, vers le cœur et les reins, seront combattues avec

Digitaline,
Arséniate de strychnine,
Arséniate de fer,

1 granule de chaque, trois à six fois par jour.

Les poussées vers le cerveau, avec

Caféine,
Aconitine,
Arséniate de strychnine,

1 granule de chaque toutes les 1/2 heures, pendant les douleurs de tête et la fièvre.

Les poussées vers l'estomac, avec

Arséniate de strychnine,
Hyosciamine,
Chlorhydrate de morphine,

1 granule de chaque, 4 à 6 doses par jour et plus, suivant les cas.

Enfin, en dehors des crises, on devra donner, tous les soirs, pour en éviter le retour,

Colchicine,
Arséniate de strychnine,
Digitaline,
Aconitine,

1 granule de chaque, à trois reprises, à 1/2 heure d'intervalle.

Grippe

La grippe (ou influenza) est une affection bizarre qui se manifeste d'ordinaire par une phlegmasie catarrhale de l'arbre aérien, et par des symptômes variés d'infection générale, qui font supposer qu'un élément microbien préside à son éclosion; mais, en réalité, on n'est pas encore fixé sur la nature de l'agent producteur du mal.

Quoiqu'il en soit, la grippe est épidémique et contagieuse et fait parfois de cruels ravages dans les pays où elle sévit.

Cette affection revêt des formes multiples.

1º *Forme thoracique.*

Le malade, pris de grippe, semble tout d'abord n'avoir qu'un gros rhume. Il tousse, il mouche, il a la fièvre; mais, peu à peu, survient de la prostration, de violents maux de tête, une courbature douloureuse de tout le corps.

La toux, d'abord sèche, devient grasse, et le malade expectore abondamment.

2º *Forme abdominale.*

Dans cette forme, la phlegmasie se porte sur les viscères; le patient ressent dans le ventre des douleurs, des élancements; il se déclare des nausées, des vomissements, des coliques, de la diarrhée.

3º *Forme cérébrale.*

Ici, le mal de tête prend une intensité inouïe. Il semble aux malades que leur tête va éclater. Ils fuient la lumière, ne peuvent faire un mouvement sans que la tête leur tourne. Ils saignent du nez. Pour peu que les symptômes soient un peu accentués, les malades semblent menacés d'une fièvre typhoïde ou d'une fièvre cérébrale...

Parfois, les formes se confondent, et le poison accomplit son œuvre à la fois dans le larynx, dans le poumon, dans les plèvres, dans le foie, dans l'estomac, dans les intestins, dans le cerveau. La grippe est alors le plus souvent mortelle.

Un point à signaler est celui-ci :

Un sujet qui a été touché sérieusement par la grippe et qui a le bonheur d'échapper à la mort, reste longtemps dans un état d'adynamie inquiétant; malgré de bons soins, malgré les toniques, malgré le régime, il ne peut pas parvenir à se remettre. Il reste faible, il ne mange pas, il traîne...

Nous avons connu des malades qui, *un an* après une

attaque d'influenza, étaient encore à demander le retour de la santé.

Le poison grippal, quel qu'il soit, est donc d'une nature extrêmement toxique et déprimante.

INDICATIONS. — La première de toutes sera de détruire dans l'organisme l'agent morbigène; on fera tout d'abord l'antisepsie de la bouche, de la gorge et des narines. au moyen de lavages et de vaporisations avec de l'eau boriquée à 10 pour 100.

Puis on donnera :

a. Le **sulfhydral** à hautes doses jusqu'à saturation et ensuite, pendant tout le temps de la maladie, à la dose de 10 à 12 granules par jour.

Ce médicament formera donc la dominante du traitement.

b. L'**arséniate de quinine** chez les adultes, et l'**hydro-ferro-cyannte de quinine** chez les enfants, seront en outre administré concurremment avec la **trinité défervescente**, tant qu'il y aura des températures élevées et des accès fébriles.

c. L'*état saburral* sera combattu par **le sedlitz**.

d. On soutiendra les forces des malades avec :

Caféine et arséniate de strychine,

à doses convenables.

e. Le *mal de tête*, sera apaisé avec :

Aconitine et caféine.

f. La *toux* avec :

Iodoforme et codéine.

g. S'il survient de la congestion pulmonaire, une pneumonie ou quelque autre phlegmasie, on luttera contre elle au moyen de la **trinité dosimétrique** et des moyens appropriés (ventouses, cataplasmes, sinapismes, etc.

h. Dans la convalescence, on aiguisera l'appétit au moyen de :

Arséniate de strychnine et quassine.

On augmentera la rutilence du sang avec :

Arséniate de fer.

H

Hémoptysie

L'hémoptysie, ou crachement de sang, est un symptôme que l'on rencontre dans plusieurs affections. Elle se produit à la suite d'une hémorrhagie interne dont le siège est le tissu du poumon (apoplexie pulmonaire, rupture vasculaire par choc violent, par effort, etc.). C'est une des premières manifestations de la phthisie pulmonaire, au cours de laquelle elle reparaît fréquemment.

Des femmes nerveuses, mal réglées, crachent souvent le sang au moment de leurs époques (hémorrhagies complémentaires.)

L'hémoptysie s'annonce d'ordinaire par une toux sèche, irritante, parfois cependant sans aucun effort de toux, un goût de sang vient à la bouche, le malade porte son mouchoir à ses lèvres et le retire tout ensanglanté. Si l'hémorrhagie est copieuse, l'expectoration sanglante s'accentue ; le sang arrive d'abord mêlé à des crachats blancs, puis, pur, rutilant. et sort en bouillonnant, provoquant de violents efforts de toux, ou par caillots qui, en obturant les voies respiratoires, peuvent amener la mort par suffocation.

L'hémoptysie n'est pas toujours grave par elle-même, mais elle laisse généralement après elle, autour du point où elle s'est produite, un foyer qui peut devenir l'origine d'une inflammation, d'un ramollissement, d'une caseification, voire même d'une tuberculisation pulmonaire.

Indications. — 1° La première de toute est d'arrêter l'hémorrhagie.

a. Il convient donc de faire asseoir le malade en bonne position, dans une chambre aérée, le buste droit, et de lui recommander le silence et l'immobilité.

b. On applique, aussi vite que possible, aux membres inférieurs, des sinapismes, des ventouses de Junod.

c. On se trouve bien aussi de ventouses sèches nombreuses sur le dos et la poitrine.

d. On prépare un grand verre d'eau froide, glacée même, si la chose est possible, et on fait avaler avec une gorgée de cette eau :

Digitaline,

Ergotine,

Arséniate de strychnine,

un granule de chaque toutes les 1/2 heures.

e. Un vomitif, administré à propos, fait parfois brusquement cesser le crachement de sang, par suite de la contraction des vaisseaux qu'amènent les efforts de vomissements.

2º La seconde indication est de combattre la cause de l'hémorrhagie, de décongestionner le cœur et les poumons par la **trinité dosimétrique** qui doit être donnée à doses rapprochées pendant plusieurs jours de suite ; toutes les 1/2 heures pendant les premières heures, puis toutes les 2 heures.

3º Quand les hémoptysies sont intermittentes et reviennent périodiquement, on doit donner, pour en empêcher le retour. **l'arséniate de strychnine** ou **l'hydro-ferro-cyanate de quinine,** 10 à 20 granules par jour.

4º Quand les crachats sanglants ont tout à fait disparu, il faut diriger la médication du côté de l'état général, et s'attaquer aux diathèses causales. (Voir *Tuberculose.*)

Hémorrhagie cérébrale

Par suite d'une congestion intense du tissu du cerveau ou des méninges, d'une chute sur la tête ou d'un coup violent reçu sur le crâne, il peut se produire une rupture vasculaire. Le sang s'épanche alors entre le cerveau et ses enveloppes ou dans l'épaisseur de la substance cérébrale elle-même, et comprime une ou plusieurs circonvolutions de l'organe. De là, perte de connaissance, paralysie complète ou seulement d'un seul côté (hémiplégie.)

Indications. — 1° Ne pas saigner, car, en modifiant brusquement la pression sanguine, on peut amener une nouvelle hémorrhagie plus grave que la première.

2° Faire sortir les malades de l'état comateux en faisant un appel de sang dans l'intestin et dans les membres inférieurs, administrer des lavements purgatifs répétés, jusqu'à ce que l'intestin soit bien débarrassé; sinapismes aux jambes, aux cuisses.

3° Quand la connaissance est revenue, administrer la **trinité dosimétrique** toutes les 1/2 heures, d'abord, puis toutes les heures.

4° Tous les matins, faire un lavage intestinal à l'aide du **sedlitz Ch. Chanteaud.**

5° Empêcher le ramollissement avec l'**hypophosphite de strychnine**, 6 à 8 granules par jour.

6° Combattre les paralysies au moyen de l'électricité, des frictions (eaux sulfureuses, eau de Balaruc.)

Hémorrhoïdes

Les hémorrhoïdes sont de petites tumeurs sanguines qui se produisent à la partie inférieure du rectum, sous des influences variées : nourriture échauffante, constipation, écart de régime, grossesse, maladie du foie, etc.

Par suite d'efforts congestifs répétés, les veines qui rampent à la surface de la muqueuse rectale commencent par se dilater, puis, elles perdent leur élasticité et deviennent variqueuses. Il se forme alors sur leur trajet une série de nodosités, un chapelet de petites bosses.

Les matières fécales, agissant mécaniquement sur ces tumeurs, refoulent le sang vers l'anus.

Les hémorrhoïdes peuvent rester *sèches*. Mais si

elles s'enflamment, elles s'excorient facilement et saignent. Elles sont alors *fluentes*.

Tant qu'elles siègent au-dessus du sphincter anal, on dit qu'elles sont *internes*.

Si elles descendent plus bas, et font saillie hors de l'anus, elles deviennent *externes*.

Plusieurs hémorrhoïdes, sortant en masse de l'anus, forment une tumeur hémorrhoïdale. Cette tumeur, réductible au début, peut devenir irréductible, c'est-à-dire qu'on ne peut plus, à un moment donné, la faire remonter dans le rectum. D'autre part, le calibre du pédicule diminuant de jour en jour, il arrive que le contenu de la tumeur se trouve complètement séparé de la masse sanguine.

La tumeur devient alors dure, elle s'enflamme, et se transforme en un abcès qu'il faut traiter chirurgicalement.

TRAITEMENT. — Ce qui fait que les hémorrhoïdes s'enflamment, deviennent douloureuses et peuvent causer de sérieux malaises, c'est, d'une part, la constipation, et de l'autre l'étranglement de la grosseur par le sphincter anal contracturé.

Aussi, doit-on, aux malades atteints d'hémorrhoïdes, ordonner chaque jour le **sedlitz Ch. Chanteaud**, et faire prendre, matin et soir, les granules suivants qui sont antispasmodiques et calmants :

Sulfate d'atropine,
Iodoforme,

un granule de chaque, les 2 ensemble.

Les lavements d'eau froide pris chaque jour après les selles, rafraîchissent beaucoup les hémorrhoïdaires et amènent un grand bien-être. Quand les hémorrhoïdes saignent, il faut prendre des lavements froids copieux et décongestionner l'intestin à l'aide de la **trinité dosimétrique.** Les malades dont les hémorrhoïdes fluent, et qui perdent abondamment du sang ou des glaires, doivent prendre des lavements à l'extrait de ratanhia.

Les personnes atteintes de tumeurs hémorrhoïdales, réductibles, doivent, après chaque garde-robe, faire la toilette de l'anus, avec de l'eau bouillie, puis, faire rentrer la tumeur en se couchant sur le ventre pendant quelques instants. Quand la tumeur est rentrée, un lavage de l'anus et du périnée, à l'eau fraiche, resserre le sphincter et empêche les hémorrhoïdes de sortir à nouveau.

Les plaisirs mondains, le théâtre, les grands dîners, les soirées dansantes, doivent être interdits à toute personne sujette aux hémorrhoïdes.

Le régime alimentaire de ces malades doit être très surveillé, il faut en exclure systématiquement le porc, le gibier, le poisson de mer, les sardines, le thon mariné, le vin pur, l'alcool, etc.

I

Incontinence d'urine

L'incontinence, ou écoulement involontaire des urines, est une maladie fréquente dans la seconde enfance, rare chez l'adulte, et qui se retrouve encore chez le vieillard.

Chez l'enfant, elle se produit sans aucune lésion organique, sous l'influence d'un simple spasme de la vessie, ou d'une sensibilité excessive du méat urinaire; elle est généralement intermittente et nocturne.

Chez l'adulte, elle dépend le plus souvent d'une irritation de la vessie par un calcul.

Chez le vieillard, les maladies de la prostate, la paralysie de la vessie, en sont les principaux facteurs. Elle est alors incessante et ne s'arrête que quand on peut en supprimer la cause.

A la suite de certaines maladies aiguës, il se déclare chez des enfants, jusque-là exempts de cette infirmité, une incontinence nocturne d'urine causée par une

atonie de la vessie. Cette incontinence ne dure généralement pas au-delà de la convalescence.

TRAITEMENT CHEZ L'ENFANT

1° Fortifier les jeunes malades. Ordonner la vie au
grand air, les bains de mer quand cela est possible ;
l'hydrothérapie de chambre ; les lotions alcoolisées le
long de la colonne vertébrale.

2° Eveiller les enfants plusieurs fois, pendant la nuit,
et les faire uriner.

3° Donner, suivant l'âge :

Brucine ou **sulfate de strychnine** et **cicutine,**
un granule de chaque, deux à quatre fois par vingt-
quatre heures.

4° Dans ces dernières années, on a obtenu de très
beaux résultats en suggérant aux petits malades, sous le
sommeil hypnotique, de se réveiller pour uriner à des
heures fixes.

CHEZ L'ADULTE ET LE VIEILLARD

Soigner les affections qui provoquent l'incontinence
(graviers du rein, calculs vésicaux ; lésions de la moelle
épinière, paraplégie, etc.)

L

Laryngite

Inflammation du larynx.
Elle est aiguë ou chronique.

La *laryngite aiguë* est une maladie qui se déclare,
soit après un refroidissement, soit par suite d'une fatigue exagérée de l'organe (extinction de voix) ; soit par
propagation au larynx d'une inflammation de l'arrière-
gorge (Voir *Angines, Croup*), soit encore par spasme
du larynx (Laryngite striduleuse) Voir *faux croup*.

L'inflammation détermine une sorte de brûlement au

niveau des cordes vocales, des picotements qui provoquent des accès d'une toux rauque caractéristique.

La voix est couverte, parfois complètement éteinte.

L'oppression, par suite du spasme laryngé, peut être considérable et mettre la vie en danger.

TRAITEMENT. — L'indication la plus pressante est de décongestionner le larynx. Ce qui agit le plus rapidement en ce sens, ce sont les sangsues.

On appliquera donc de chaque côté du larynx une ou deux sangsues qu'on laissera tomber seules et dont on fera saigner les piqûres pendant dix minutes dans un cataplasme.

Les bains de pieds à la moutarde.

Les fumigations, les boissons chaudes agiront dans le même sens.

On donnera :

Arséniate de strychnine,
Digitaline,
Aconitine,
Sulfhydral,

un granule de chaque toutes les demi-heures, jusqu'à soulagement, puis, toutes les heures, puis toutes les deux heures.

Quand l'inflammation aiguë sera tombée, on arrêtera la trinité, et on continuera pendant plusieurs jours le **sulfhydral** à la dose de 10 à 12 granules par jour.

En cas de spasme laryngé, donner :

Hyosciamine,
Sulfate de strychnine,
Chlorhydrate de morphine,

un granule de chaque toutes les demi-heures et même plus souvent.

Si l'asphyxie est imminente, pratiquer la trachéotomie ou le tubage.

La *laryngite chronique* est le plus souvent sous l'influence d'une diathèse : tuberculose, syphilis, alcoolisme.

Il faut la rechercher avec soin et se rendre compte par un examen au laryngoscope des lésions produites.

Calmer la toux avec :

> **Sufhydral...** 2 granules,
> **Codéine......** 1 granule,
> **Iodoforme ..** 1 granule,

les 4 ensemble toutes les heures ou deux.

Tisancs (lierre terrestre, eucalyptus, quatre fleurs)

Eaux-Bonnes, eaux d'Enghien, Cauterets, Saint-Honoré, etc:

Laryngite striduleuse

Maladie bizarre de l'enfance, caractérisée par des spasmes intermittents du larynx, de l'oppression et des accès d'une toux rauque, croupale ; le tout survenant brusquement *au milieu de la nuit chez un enfant que l'on a couché bien portant.*

La cause déterminante est toujours un refroidissement.

Un enfant joue ou se promène par un temps froid ou humide, il se refroidit les pieds ; ou il cesse de courir, étant en sueur, et reste exposé un moment au vent et à la pluie.

Il emporte en rentrant à la maison le germe du mal.

Il soupe, on le met au lit ; parfois, il n'est pas même souffrant ; parfois pourtant il ressent un léger malaise ; il a froid aux pieds, la tête un peu chaude.

Une heure, deux heures se passent, puis l'accès éclate. (Voir faux croup.

TRAITEMENT DE L'ACCÈS. — Faire cesser le spasme du larynx.

a. Appliquer au devant du cou un mouchoir plié en cravate, imbibé d'eau très chaude.

b. Donner :

> **Hyosciamine,**
> **Brucine** ou **sulfate de strychnine,**

un granule de chaque, entiers ou fondus, en deux ou trois fois, à un quart d'heure d'intervalle, suivant l'âge.

c. Soigner la bronchite consécutive avec :

Codéine,
Iodoforme,
Sulfhydral,

d. Et s'il y a de la fièvre, donner la **trinité infantile.**

Leucorrhée

Flux muqueux blanchâtre qui se fait par les voies génitales de la femme, sans lésion organique appréciable, soit dans l'intervalle des époques menstruelles, soit seulement pendant les quelques jours qui précèdent ou suivent les règles.

La leucorrhée, très fréquente chez les femmes qui habitent les grandes villes, est un signe de pauvreté de sang et de lymphatisme.

Quand l'écoulement leucorrhéique est très abondant, il détermine de violentes douleurs de dos, de *la gastralgie*, et bientôt de *l'anémie* ou de la *chloro-anémie*. (Voir ces mots).

Le liquide de la leucorrhée, d'ordinaire dépourvu de gonocoques, en renferme parfois, et peut occasionner chez l'homme, après un rapprochement sexuel, une blennorrhagie.

Cela tient à ce que beaucoup de leucorrhées sont des vaginites chroniques dont les débuts ont passé inaperçus, et qui n'ont jamais été soignées.

INDICATIONS. — Il faut, pour formuler un traitement efficace contre la leucorrhée, étudier le tempérament des malades, car, ce qui réussit dans tel cas, ne produit aucun effet dans tel autre.

a. La base du traitement sera le **sulfhydral** qui a une action toute spéciale sur l'écoulement leucorrhéique.

On le donnera à la dose de 6 à 8 granules par jour, suivant l'âge.

b. En outre, on fera prendre, avant les repas, aux adultes :

> *Un* granule d'**arséniate de strychnine,**
> *deux* granules de **quassine,**
> et *deux* granules d'**arséniate de fer**

Aux fillettes lymphatiques :

> **Brucine,** 1 granule,
> **Quassine,** 1 granule,
> **Arséniate de fer,** 1 granule.

c. Chez les jeunes filles, on peut, sans le moindre inconvénient, faire prendre des injections vaginales avec une décoction de roses de Provins, ou de feuilles de noyer, et ordonner des bains de siège, des grands bains et l'hydrothérapie de chambre.

Chez la femme, on modifie la muqueuse vaginale par des injections astringentes (sulfate de zinc, 3 à 4 grammes par litre d'eau, puis, au bout de quelques jours, on mélange à l'eau des injections le coaltar saponiné Le Beuf, une cuillerée à soupe par litre d'eau.

M

Mal de Bright

Quand chez un malade atteint de *néphrite, de scarlatine* ou de toute autre affection capable de produire *l'albuminurie* (voir ces mots), ce symptôme persiste pendant plusieurs semaines, le rein s'altère profondément, et il n'accomplit plus que très imparfaitement ses fonctions si importantes de filtre de l'économie. De là, une altération chimique du sang, et, par suite, des hydropisies d'abord localisées aux paupières, aux mains, à la verge, aux bourses; puis généralisées (Anasarque). (Voir ces mots).

Ces phénomènes s'accompagnent de troubles fonctionnels plus ou moins intenses : douleurs lombaires, persistantes et pénibles, perte de l'appétit, état nauséeux, vomissements, diarrhée, troubles cardiaques, congestions des poumons, etc., etc.

Il y a une forme aiguë, guérissable en quelques semaines ; mais, quand les phénomènes précités se succèdent, le malade est emporté après un temps variable, soit par une péricardite, soit par une pleurésie, soit par une pneumonie, soit par des accidents urémiques.

Si, appelé trop tard auprès du malade, le médecin ne peut enrayer le mal, il luttera avec énergie pour en retarder la marche autant que possible.

a. Les douleurs lombaires seront apaisées avec les granules

Aconitine,
Digitaline,
Cicutine,

un granule de chaque toutes les 1/2 heures, pendant les crises douloureuses.

b. On fera uriner abondamment le malade. Régime lacté, infusion de poudre de feuille de digitale, lactose, tisane de stigmates de maïs, etc.

c. On tiendra le ventre libre. **Sel de Sedlitz Ch. Chanteaud**, le matin.

d. On reconstituera le sang.

Arséniate de strychnine. 1 granule.
Digitaline .... 1 —
Arséniate de fer .... 1 —

les 3 ensemble, 3 à 6 fois par jour.

e. On fera l'antisepsie des voies urinaires : **Salol, sel de Vichy, benzoate de soude.**

Métrorrhagie

Hémorrhagie utérine

En dehors de l'état puerpéral, dans l'intervalle ou à la suite des règles, il se produit parfois, chez la femme, des hémorrhagies utérines plus ou moins abondantes.

Elles sont causées, soit par une altération de la muqueuse utérine (métrites, fongosités), soit par un fibrome, soit par un polype, soit par un cancer de la matrice.

Celles-là sont tributaires de la chirurgie.

Mais il peut se produire chez les jeunes filles chlorotiques, et chez les femmes à l'âge de la ménopause, des métrorrhagies *sans lésions organiques*, qui peuvent être traitées médicalement.

INDICATIONS. — 1º Arrêter l'écoulement sanguin.
2º Remonter l'organisme affaibli.
a. Repos au lit la tête basse.
b. Injections d'eau très chaude (à 45 degrés).

**c. Arséniate de strychnine,
Arséniate de soude,**

un granule de chaque avant le repas de midi.

Avaler en outre, avant le petit déjeuner du matin et avant le souper :

**Glycéro-phosphate de fer,
Glycéro-phosphate de chaux,**

4 à 6 granules de chaque, dosés à 2 centigr.

Voir dans l'Appendice : *Les hémorrhagies après l'accouchement.*

Migraine

La migraine est une affection caractérisée par de violentes douleurs d'une moitié de la boîte cranienne (hémicrânie), une horreur prononcée de la lumière et du bruit, une courbature générale plus ou moins accentuée, des nausées et des vomissements.

La migraine est la maladie des femmes constipées et mal réglées.

On la rencontre aussi chez l'homme, mais elle ne frappe guère que les inoccupés, les névropathes, les mondains fatigués par les veilles, les excès de table, les plaisirs ; pourtant un travail de tête excessif peut déterminer la migraine et, dans nos grandes écoles, on la rencontre assez fréquemment chez des sujets studieux, très acharnés au travail.

La migraine est une maladie à accès. Chez la femme atteinte de dysménorrhée, la périodicité est généralement régulière ; les accès reviennent au moment des époques menstruelles.

Mais, dans tous les autres cas, la migraine revient sans aucune régularité, tantôt chaque semaine, tantôt deux fois par mois, parfois seulement après une fatigue exagérée, une soirée mondaine, un repas trop copieux, etc.

La migraine peut même se déclarer sans raison appréciable.

INDICATIONS. — Si la migraine est sous la dépendance de la constipation, le médecin s'attaquera à la cause du mal.

Le **sedlitz**, le **podophyllin** amèneront très vite une amélioration notable.

Si elle est causée par un état maladif des voies digestives, on établira le traitement de la *dyspepsie*. (Voir ce mot.)

Strychnine et **quassine** avant les repas.

Eau de Vichy, eau de Vals pendant les repas.

Pepsine, pastilles de Vichy, infusions chaudes de thé ou de camomille après les repas.

Si l'accès se prolonge pendant la nuit, lutter contre l'insomnie à l'aide du **sel de Grégory**, 6 à 8 granules, 2 par 2, toutes les demi-heures.

Quand le retour périodique des accès fera supposer que l'on peut en attribuer la cause au poison tellurique ou aux effluves émanant d'une eau stagnante, on donnera un **sel de quinine** toujours renforcé par l'**arséniate de strychnine**.

  Sulfate de quinine, au centigr.   10 granules,
  Arséniate de strychnine......   1 granule.
le tout ensemble, deux à trois fois par jour.

Chaque accès laissant après lui un certain abattement,

on donnera, le lendemain et pendant deux ou trois jours
encore :

Arséniate de strychnine, 1 granule,
Arséniate de fer......... 2 granules.

les trois ensemble, avant lés deux principaux repas.

N

Néphrite

La néphrite est l'inflammation des reins.

Suivant le degré de cette inflammation, la néphrite est
catarrhale, parenchymateuse ou suppurée.

Dans la *néphrite catarrhale*, l'inflammation toute su-
perficielle, ne touche que l'épithélium de revêtement des
tubes urinifères, épithélium qui se reforme naturelle
ment, de sorte que la maladie guérit assez vite, sans
laisser aucune trace.

Dans la *néphrite parenchymateuse*, le tissu propre
du rein est atteint dans toute son étendue : c'est *le mal
de Bright* (voir ce mot) maladie grave, généralement inguérissable, à cause des lésions organiques irréparables.

La néphrite suppurée (pyélo-néphrite) se rencontre
principalement chez les personnes atteintes de calculs
volumineux qui, ne pouvant cheminer s'enchatonnent,
agissent comme corps étranger et peu à peu amènent la
formation d'un abcès du rein. La néphrite suppurée peut
avoir d'autres causes encore : un violent traumatisme
du rein, par exemple, la pénétration daus l'urèthre et de
là dans le rein, du pus venant de la vessie, principalement chez le vieillard atteint d'une affection chronique
de cet organe, etc.

La néphrite catarrhale est déterminée brusquement
par un refroidissement de la région lombaire, ou
l'élimination par le filtre rénal d'une substance irri-

tante comme, par exemple, la cantharide, soit encore par la propagation au rein, par le canal de l'urèthre, d'une inflammation de voisinage, telle qu'une cystite blennorhagique ou non.

Elle détermine tout d'abord une douleur plus ou moins violente de la région lombaire ; de la fièvre ; une altération caractéristique des urines, qui deviennent rares, boueuses, brunes, et renferment des cellules épithéliales, des globules rouges, de l'*albumine* en quantité variable.

Sous la double influence de la pression sanguine considérablement augmentée dans les capillaires rénaux par le fait de la congestion de l'organe sécréteur, et de l'altération des tubes urinifères, l'*albumine* normalement contenue dans le sang, transsude de dehors en dedans, au travers du filtre devenu perméable, est entraînée dans l'urine et rejetée au dehors.

INDICATIONS. — A. Faire de la révulsion sur la région des reins, afin de décongestionner l'appareil sécréteur.

Pour cela, appliquer toutes les 3 heures un large cataplasme sinapisé, qu'on laissera en place jusqu'à ce que la peau soit rouge.

Si cela ne suffit pas, faire des frictions sèches ; au besoin, appliquer des ventouses scarifiées.

B. Rafraîchir l'organisme et faire uriner aussi copieusement que possible ;

Lavage intestinal quotidien, avec le **sel de Sedlitz Ch. Chanteaud** ;

Boissons émollientes en abondance ;

Grands bains ;

Frictions sèches ;

Régime lacté.

C. Lutter contre la perte de l'albumine en activant ou en régularisant la circulation à l'aide des granules suivants :

Arséniate de strychnine,
Arséniate de fer,
Digitaline,

un granule de chaque, les 3 ensemble, 4 à 8 fois par jour.

Néphrite calculeuse
Coliques néphrétiques.

Sous l'influence d'une inflammation du rein, et d'une prédisposition particulière de l'organisme, il se forme dans le filtre rénal des concrétions qui portent le nom de calculs.

Les urines chargées d'acide urique, d'oxalate de chaux ou de phosphates divers, laissent déposer dans les canalicules urinifères ou dans le calice du rein, les sels qu'elles contiennent en excès.

Une nourriture trop riche, les excès de table, la vie sédentaire, prédisposent à la néphrite calculeuse qui est d'ailleurs héréditaire, comme le rhumatisme, la goutte, etc.

Quand un calcul s'engage dans l'uretère, il détermine une série de phénomènes qui constituent la colique néphrétique : c'est d'abord une douleur lombaire aiguë, produisant la sensation d'un déchirement intérieur. Cette douleur est intermittente ; elle se ravive chaque fois que le calcul progresse dans l'étroit canal qu'il obture. Viennent des nausées, des vomissements, suivis d'une soif ardente : le pouls est petit ; la face est grippée, inondée de sueurs froides.

La durée de l'accès est variable. Certains ne durent que quelques heures ; d'autres torturent les malades pendant 24, 36 heures et plus.

INDICATIONS. — La première est de soulager le malade dont les douleurs sont parfois atroces.

La seconde, de décongestionner les reins.

La troisième, de faciliter le cheminement des calculs.

On répond à chacune d'elles en administrant de quart d'heure en quart d'heure, dès le début des crises :

Hyosciamine,
Sulfate de strychnine,
Chlorhydrate de morphine,

un granule de chaque, avec quelques gorgées d'eau de Contrexéville (Pavillon).

Quand la chose est possible, on met le patient dans un grand bain.

On promène des révulsifs sur la région lombaire.

Quand les accès sont calmés, il importe d'en empêcher le retour.

Pour cela, il faut d'une part faire dissoudre les calculs, et modifier la nature des urines, pour que d'autres calculs ne se forment plus.

On ordonnera des boissons délayantes abondantes (orge, chiendent, queue de cerise, lactose, lait.) Eau de Vittel ; des eaux alcalines et lithinées (Vichy, Célestins ou Grande-grille, Contrexéville).

Quand le malade guéri aura repris sa vie ordinaire, il devra surveiller son régime, et si les urines deviennent rouges ou boueuses, et laissent au fond du vase un dépôt quelconque, il devra revenir aux eaux alcalines aux repas, et prendre en outre, chaque jour :

Benzoate de soude,
Benzoate de lithine,

4 à 6 granules de chaque, 2 par 2, toutes les 2 à 3 heures, dans l'intervalle des repas.

Il peut arriver que des calculs volumineux ne peuvent pénétrer dans l'uretère. Ils enflamment le rein ; il se forme du pus qui s'écoule avec l'urine, ou bien un abcès qui s'enkyste (pyélo-néphrite, abcès du rein.) Il faut, dans ces cas, intervenir chirurgicalement.

Névralgies

Les névralgies sont des douleurs intermittentes qui se produisent sur le trajet des filets nerveux, ou dans certains organes, sans trace de lésion organique.

Les névralgies du facial, du trijumeau, des nerfs intercostaux, du sciatique, sont celles que l'on rencontre le plus fréquemment. Les viscères, qui sont le plus souvent le siège de douleurs névralgiques sont l'estomac (voir *Gastralgie*), l'utérus, les ovaires et le cœur. Les personnes délicates, nerveuses, sont plus spécialement exposées à ce genre d'affection.

Le froid est un des principaux facteurs des névralgies, mais nombre de névralgies intermittentes, périodiques, sont sous la dépendance d'un poison palustre ou tellurique.

TRAITEMENT. — Dans certains cas, l'**aconitine** seule suffit à couper le mal. On donne :

Aconitine amorphe,

un granule tous les 1/4 d'heure, pendant les crises, jusqu'à effet.

Dans d'autres cas, on doit administrer :

Aconitine et cicutine,

un granule de chaque toutes les 1/2 heures.

Dans d'autres plus tenaces encore, il faut donner :

la **trinité dosimétrique**
et la **cicutine.**

le tout ensemble, avec persévérance, toutes les 1/2 heures, jusqu'à complet soulagement.

Quand on soupçonne une fièvre larvée, il faut donner dans l'intervalle des accès :

Arséniate de strychnine.... 1 granule
Sulfate de quinine......... 10 granules,

les 11 granules ensemble, 3 fois par jour, qu'on fera avaler avec un quart de verre de macération de quinquina.

O

Occlusion intestinale

(Etranglement interne)

La lumière du canal intestinal peut être oblitérée passagèrement par un corps étranger, par un amas de matières fécales ou encore par un pincement de l'intestin (hernie étranglée), par une invagination de l'intestin, etc.

Traitement. — Toutes les fois qu'on reconnaîtra chez un malade les signes d'une occlusion intestinale, on donnera :

Hyosciamine
et sulfate de strychnine,

un granule de chaque tous les 1/4 d'heure, avec une cuillerée à café d'huile de ricin ou une solution de **sedlitz Ch. Chanteaud.**

Quand, après 12 heures de traitement, on n'obtient pas la désobstruction, il faut prendre ses dispositions pour pratiquer sans retard *la laparotomie.*

Œsophagisme

Spasme de l'Œsophage s'opposant au passage des aliments solides ou liquides.

La cause la plus fréquente de ce spasme est l'hystérie.

Traitement

Au moment du spasme :

Sulfate de strychnine,
Hyosciamine,

un granule de chaque tous les 1/4 d'heure, entiers ou fondus, dans une cuillerée à café d'eau, si les granules ne peuvent être avalés.

Dans l'intervalle des spasmes :

Camphre mono-bromé,

un granule toutes les heures.

P

Péritonite

Inflammation de la membrane séreuse péritonéale. Elle est causée soit par le froid, soit par une contusion du ventre, soit une plaie pénétrante, soit une rupture de l'intestin par ulcération, etc., etc..

Elle est caractérisée par un ballonnement douloureux de l'abdomen, une respiration d'un type spécial, courte, brusquement interrompue par des élancements aigüs qui crispent la face du patient (visage hippocratique.)

Des vomissements verdâtres se produisent rapidement, qui épuisent les malades ; le hoquet, la petitesse extrême du pouls, le refroidissement des extrémités, caractérisent la péritonite aiguë généralisée.

Cette affection est le plus souvent mortelle.

Les péritonites partielles guérissent habituellement.

La péritonite peut passer à l'état chronique.

Elle est souvent alors compliquée d'une hydropisie du péritoine (ascite.)

Il existe une *péritonite puerpérale* qui revêt d'ordinaire une gravité exceptionnelle.

(Voir cette maladie à l'Appendice).

TRAITEMENT. — *a*. Tout mouvement provoquant des douleurs intolérables, on doit tout d'abord tenir les malades au lit, et immobiliser autant que possible l'abdomen.

Pour cela, on recouvre tout le ventre de couches épaisses de collodion riciné qui lui forment comme une cuirasse protectrice.

b. Les vomissements incoercibles sont traités par la glace, que l'on pile et qu'on fait avaler par petites cuillerées, et par les granules suivants :

Hyosciamine,
Sulfate de strychnine,
Chlorhydrate de morphine,

un de chaque tous les 1/4 d'heure, jusqu'à effet.

c. Quand la fièvre s'allume, on la calme avec

Aconitine,
Digitaline,
Vératrine,

un de chaque toutes les 1/2 heures.

d. On alimente les malades, dès que cela est possible, au moyen de lait glacé.

Péritonite tuberculeuse

Maladie de l'enfance qui complique souvent l'infiltration tuberculeuse des ganglions mésentériques (*Carreau*). Dans cette affection, la muqueuse péritonéale est farcie de granulations tuberculeuses. C'est une maladie presque fatalement mortelle.

Traitement. — *a*. Régime lacté ;

b. Fomentations calmantes sur le ventre ;

c. Médication spéciale contre la diathèse.

Voir *Tuberculose*.

Pleurésie

Inflammation de la membrane séreuse qui tapisse les parois du thorax et les poumons.

La pleurésie aiguë est une maladie *a frigore*.

Elle est de nature rhumatismale, et elle produit dans la plèvre ce que le rhumatisme produit dans les articulations, des épanchements, des adhérences, etc.

A la suite d'un coup de froid, le sujet éprouve un violent frisson ; un point de côté se déclare, suivi d'une toux sèche, irritante, peu ou pas de fièvre, mais un malaise général, et une gêne manifeste de la respiration. C'est le début de la pleurésie.

L'épanchement se montre rapidement. Sa présence se manifeste par des signes qui sont connus de tous les médecins : matité, absence du murmure vésiculaire, immobilité des côtes, voussure du thorax, bruit de souffle, égophonie, etc., etc.

On rencontre des gens qui vivent, travaillent, se promènent, pendant des semaines, avec un épanchement pleurétique considérable, sans s'en apercevoir.

Un accès d'oppression qui se déclare brusquement, orce un jour le malade à consulter un médecin, qui, en examinant la poitrine, découvre la pleurésie.

Le liquide de la pleurésie aiguë est constitué d'ordinaire par une sérosité jaunâtre, assez semblable à de la bière ; mais, sous des influences variées, ce liquide peut devenir purulent (pleurésie purulente), l'état général du malade prend alors une gravité exceptionnelle.

Parfois l'épanchement n'existe pas. Les feuillets enflammés des plèvres ne peuvent plus glisser l'un sur l'autre ; ils s'accolent, par place. formant *des adhérences*, ce qui, à chaque mouvement respiratoire, provoque un bruit de frottement parcheminé caractéristique (Pleurésie sèche.)

TRAITEMENT.— 1º Contre le frisson du début, on donne :

Aconitine,

Arséniate de strychnine,

un granule de chaque tous les 1/4 d'heure, jusqu'à réaction.

2º Lé point de côté est calmé par des applications répétées de cataplasmes sinapisés.

En même temps, on fait prendre :

Cicutine,

Hydro-ferro-cyanate de quinine,

2 granules de chaque tous les quarts d'heure, jusqu'à soulagement.

3º Si la fièvre s'allume, on la combat avec

Cicutine,

Vératrine,

Aconitine,

un granule de chaque toutes les demi-heures.

4º Dès que l'épanchement se produit, on l'attaque vigoureusement avec :

Arséniate de strychnine,

Digitaline,

Aconitine,

Nitrate de pilocarpine,

un granule de chaque, les quatre ensemble, toutes les demi-heures.

5° Si, malgré cette active médication, l'épanchement augmente, il faut augmenter les doses de ce dernier alcaloïde (Dr Ferran), et donner plusieurs jours de suite :

Nitrate de pilocarpine, 20 granules,

par cinq ou dix granules à la fois, toutes les cinq minutes.

On doit, quand l'effet est produit (*sueurs profuses et abondante sialorrhée*), remonter le malade au moyen de grogs au café, et de quelques granules de **caféine** ou de **strychnine**.

6° Pendant tout le temps de la maladie, il faut tenir le ventre libre et administrer des boissons diurétiques.

7° Quand l'épanchement n'a aucune tendance à diminuer, pratiquer *la thoracenthèse*.

8° Dans les pleurésies purulentes, on doit évacuer le pus avec l'aspirateur, dès qu'on a constaté la nature du liquide.

Si cela ne suffit pas, on ouvre la plaie au bistouri (*empyème*), et on pratique le lavage de la cavité pleurale avec une solution saline dense (siphon de Potain), afin d'éviter les accidents d'infection putride.

9° On donne ensuite :

> **Arséniate de fer,**
> **Arséniate de strychnine,**
> **Iodoforme,**
> **Acide salicylique,**

trois à six granules de chaque par jour.

Chez les enfants âgés de moins de quatre ans, remplacer la **strychnine** par la **brucine.**

Pneumonie

Inflammation du tissu pulmonaire.

C'est une des maladies qui se présentent sous les formes les plus variées.

Mais, qu'elle soit aiguë ou chronique, primitive ou secondaire, lobaire ou lobulaire, catarrhale ou infectieuse, fibrineuse ou caséeuse ; qu'elle se développe dans un seul poumon ou des deux côtés de la poitrine, qu'elle frappe l'enfant, l'adulte ou le vieillard, elle est, de toutes les affections inflammatoires, celle qui met le mieux en lumière la valeur de la médication dosimétrique et la puissance de la **trinité dosimétrique.** «

Dans tous les cas, les grandes lignes du traitement seront identiques.

a. Nevrosthéniques, à la période de frissons, pour donner un coup de fouet à l'organisme :

    Arséniate de strychnine,
    Hydro-ferro-cyanate de quinine,

un granule de chaque toutes les demi-heures.

Contre le point de côté, ventouses scarifiées. (Dans certains cas, saignée.)

c. Puis, de nouveau, les névrosthéniques, *jusqu'à ce que la réaction soit franchement établie.*

d. Contre la fièvre, l'oppression, et tout le temps que dure le rejet des crachats couleur jus de pruneau, la **trinité dosimétrique** et le **nitrate de pilocarpine** toutes les demi-heures. — Cataplasmes sinapisés sur le dos et la poitrine, toutes les trois heures et même toutes les deux heures, si c'est nécessaire.

S'il y a des nausées, des vomissements, espacer un peu les doses d'alcaloïdes.

e. Donner :

Comme boisson, des grogs chauds, vin de Champagne.

Comme nourriture, du bouillon, du lait.

Pour nettoyer la langue et rafraîchir la bouche, des morceaux d'orange.

f. Si la langue est sèche, râpeuse, la badigeonner toutes les deux à trois heures avec un pinceau imbibé de glycérine boriquée.

g. Entretenir la liberté du ventre au moyen du **Seddlitz Ch. Chanteaud.**

h. Si la pneumonie revêt la forme typhoïde, grippale,

infectieuse, on ajoutera aux alcaloïdes précités, le **sul-fhydral**, à la dose de dix à seize granules par jour.

Continuer avec persévérance ce traitement, en surveillant attentivement le malade, et en notant plusieurs fois par jour la température.

Ausculter fréquemment les poumons et le cœur.

i. Quand la toux devient grasse, quand les crachats commencent à se détacher, diminuer les doses des alcaloïdes défervescents et décongestionnants, et donner, pour faciliter l'expectoration :

Emétine,
Codéine,

un granule de chaque d'heure en heure, trois à quatre doses le matin et deux à trois doses le soir.

j. Si la toux est fatigante et empêche le sommeil, on la modérera avec

Iodoforme,
Codéïne,

un granule de chaque toutes les demi-heures jusqu'à effet calmant.

k. Quand la fièvre est tout à fait tombée, alimenter le malade : potages, œuf au lait, compotes, jus de viande.

l. Pendant la convalescence, donner les reconstituants :

Arséniate de strychnine. un granule.
Quassine .... deux granules.
Arséniate de fer .... deux granules.

avant les deux grands repas.

Macération de quinquina avec le vin.

m. Chez les vieillards, on insistera tout le temps de la maladie sur le grand incitant vital : **l'arséniate de strychnine,** dont on fera prendre au moins huit à dix granules par vingt-quatre heures. Tisane de Champagne, à volonté.

n. Chez les enfants, on devra toujours faire fondre les doses de granules dans trois, six ou neuf cuillerées de grog, selon l'âge, et de cette solution, on donnera une cuillerée à café toutes les demi-heures.

Nota. — Tous les types d'inflammation du poumon, traités par la méthode ci-dessus exposée, seront promptement modifiés et améliorés, sinon guéris ; mais la médication se montrera particulièrement efficace dan: les pneumonies franches (*pneumonies fibrineuses à frigore*).

Toute affection de ce genre, prise au début et attaquée vigoureusement, *entrera en résolution 90 fois sur 100, au bout de 48 heures*.

La maladie jugulée à sa première période, n'aura ni période d'exsudation, ni période de suppuration.

Des milliers de cas observés par des praticiens expérimentés et consciencieux l'ont prouvé et le prouvent chaque jour d'une façon irréfutable. C'est par centaines que nous pourrions nous-mêmes citer des faits de jugulation et de guérison rapide de cette affection si redoutable chez les vieillards et chez les gens affaiblis.

R

Rhumatisme

Le rhumatisme est une affection diathésique, acquise ou héréditaire, caractérisée par un état fluxionnaire *des articulations, des muscles, de la peau, des séreuses et des viscères*.

Mais son siège de prédilection est *le tissu fibro-séreux des articulations*, ce qui fait que, souvent, on confond la diathèse rhumatismale avec *l'arthritisme*.

Quand le rhumatisme s'attaque aux articulations, il prend le nom de *rhumatisme articulaire*.

Il peut alors être *aigu* ou *chronique* ; occuper *une seule articulation* (R. *mono-articulaire*), ou les envahir toutes (*R. généralisé*).

Rhumatisme articulaire aigu

Le rhumatisme articulaire aigu frappe généralement *plusieurs articulations en même temps.*

La fluxion des tissus fibreux et séreux des articulations provoque une hypersécrétion de synovie, un gonflement douloureux de la région avec rougeur et chaleur de la peau, le tout accompagné d'un mouvement fébrile prononcé et d'un état dyspeptique caractéristique.

La fluxion rhumatismale se déplace avec la plus grande facilité, se porte d'une articulation à une autre, et même d'une articulation à un viscère : cœur, plèvres, etc. Ce dernier phénomène constitue ce qu'on appelle une *métastase.*

Durée. — L'attaque de rhumatisme articulaire aigu a une durée variable.

Si elle n'est pas jugulée par une active médication, en huit ou quinze jours, elle peut, par suite des poussées successives qui se produisent, durer trois mois et plus.

Mal ou pas du tout soigné, le rhumatisme articulaire peut passer à l'état chronique, et laisser le malade impotent, exposé à de nouvelles manifestations diathésiques et à des rechutes graves, pour le moindre changement de temps, pour la plus petite imprudence.

TRAITEMENT INTERNE DU RHUMATISME AIGUË

a. Dans tous les cas aigus, attaquer l'état fluxionnaire au moyen des alcaloïdes suivants :

**Arséniate de strychnine,
Digitaline,
Aconitine,
Vératrine,
Chlorhydrate de morphine,**

un granule de chaque, les cinq ensemble, toutes les demi-heures.

b. Donner en outre, contre la diathèse :

Hydro-ferro-cyanate de quinine.. 3 granules,
Acide salycilique................. 3 granules,
Benzoate de lithine.............. 3 granules,
Colchicine....................... 1 granule.

les dix granules ensemble, toutes les deux à trois heures..

Le ventre doit être tenu très libre au moyen du **sedlitz** donné à petites doses chaque matin.

Pendant tout le temps du traitement, le malade doit boire abondamment et à douce température : bouillons, lait, tisanes diurétiques (eau d'orge miellée, chiendent, etc.).

TRAITEMENT EXTERNE

Pour calmer les douleurs articulaires ou musculaires on appliquera, matin et soir, sur les régions douloureuses, une compresse de flanelle imbibée de la préparation suivante :

Acide salicylique........ 10 gr.
Alcool à 80 degrés...... 50 gr.
Huile de ricin.......... 100 gr.
Laudanum............... 5 gr.

Recouvrir la compresse d'un taffetas gommé, puis, d'une feuille d'ouate, et maintenir le tout avec une bande de flanelle.

Dans les cas tenaces, bains de vapeur.

Dès que le malade n'aura plus de fièvre, on commencera à l'alimenter : potages, œufs, viande rôtie, poissons légers, féculents en purée claire, crèmes, fruits cuits.

L'état dyspeptique étant toujours très prononcé, on réveillera, par un traitement approprié, les fonctions de l'estomac et des intestins.

On ordonnera :

    a. **Sedlitz** le matin,
    b. **Aséniate de strychnine**, un granule
       et **quassine**, deux granules,

avant les repas.

    c. Eau de Vichy (Grande-Grille ou Hôpital), avec un peu de vin de Bordeaux, pendant les repas.

d. Pastilles de Vichy, tisane de camomille, après les repas.

Rhumatisme chronique

Le rhumatisme chronique, que son origine soit bien démontrée, ou qu'il se confonde avec les manifestations de la diathèse arthritique et de la diathèse goutteuse, doit être combattu par une hygiène spéciale, un régime alimentaire sévère et par un traitement persévérant.

a. Exercice, promenades, gymnastique de chambre, massage, afin d'éviter l'encroûtement des articulations et l'enkylose. Eau de Bourbonne, de Bourbon-Lancy. de Bourbon-l'Archambault, d'Aix-les-Bains.

b. Manger peu, se priver de mets épicés et irritants, de vin pur et de boissons alcooliques.

c. Tenir le ventre très libre et veiller à ce que les urines soient abondantes et claires.

1. **Sedlitz** le matin.

2. Si les urines viennent à déposer quelque peu, avaler :

Benzoate de soude,
Carbonate de lithine,

3 granules de chaque avant les repas.

Eaux de Contrexéville, de Vittel ou de Vichy.

d. La **colchicine** est le remède par excellence du rhumatisme chronique, on le sait depuis longtemps, mais, comment et à quelles doses l'employer ? Bien des praticiens l'ignorent.

Il y a une façon particulièrement efficace de l'administrer qui n'est peut-être pas encore connue de tout le monde ! C'est celle que mon distingué confrère et ami, M. le docteur Le Grix, a exposée magistralement (in *La Dosimétrie*, numéro de février 1896.)

« Il faut, dit-il, saturer d'abord l'orgamisne par de petites doses successives de **colchicine**, qui amènent ordinairement une sédation des symptômes, en même temps que les effets physiologiques de la saturation par le remède, c'est-à-dire les nausées, les vomissements, des phénomènes d'ébriété cérébrale, de saburration digestive. »

On prendra donc :

Colchicine,

un granule au demi-milligr., de quart d'heure en quart d'heure, *jusqu'à saturation.*

Puis, à partir de ce moment, 4 à 5 granules en vingt-quatre heures, longtemps continués avec persévérance.

e. S'il survient des poussées aiguës, provoquées à la suite d'un refroidissement ou par toute autre cause, il faut saturer à nouveau l'organisme avec la **colchicine,** puis revenir à la combinaison médicamenteuse indiquée plus haut, en y ajoutant le même alcaloïde.

Arséniate de strychnine,
Digitaline,
Aconitine,

Vératrine,
Chlorhydrate de morphine,
Colchicine,

alternant les deux trinités, et donnant la première toutes les fois qu'il y a de la fièvre, et la seconde pour combattre la diathèse et lutter contre l'élément douleur.

Rhumatisme musculaire

Le rhumatisme musculaire est de beaucoup le moins grave de tous les rhumatismes, ce qui n'empêche pas qu'il soit parfois extrêmement douloureux (lumbago, torticolis, myosite.)

Rhumatisme viscéral

Au cours d'une poussée aiguë de rhumatisme articulaire, la fluxion peut, par *métastase* ou seulement *par extension,* gagner *le cœur* ou *le péricarde* ou *la plèvre*, donnant ainsi naissance à *une endocardite, une péricardite* ou *une pleurésie rhumatismales*. (Voir ces mots.)

Le rhumatisme peut même se porter au cerveau (*rhumatisme cérébral*), déterminer des symptômes de congestion suraiguë, du tissu cérébral et de ses enveloppes (*méningo-encéphallte*) qui entraînent rapidement la mort.

Rougeole

La *rougeole* est une *fièvre éruptive* de l'enfance, très certainement de nature microbienne, quoiqu'on n'ait pas pu encore découvrir le bacille qui l'engendre.

Elle est très contagieuse, dès les premières manifestations. Elle est souvent épidémique.

Elle est caractérisée par de la fièvre et un exanthème qui paraît successivement sur la muqueuse nasale, sur les conjonctives, dans l'arrière gorge, puis dans les bronches. les intestins, etc., en provoquant des éternuements, une toux sèche, incessante, férine, du larmoiement, des épistaxis, etc., etc.

Il y a presque toujours, dans la rougeole, du catarrhe bronchite, et ce catarrhe se transforme souvent en broncho-pneumonie.

La *broncho-pneumonie morbilleuse* est une complication redoutable de la rougeole qui entraîne fréquemment la mort des petits malades.

La rougeole grave des jeunes enfants est souvent suivie de poussées de gourme, d'otite, d'otorrhée interminable.

Parfois la coqueluche ou la petite vérole viennent se greffer sur une rougeole, ou c'est au cours d'une coqueluche ou d'une varioloïde qu'apparaît la rougeole, ce qui inciterait à penser que ces trois affections microbiennes sont le résultat d'une association ou d'une transformation bacillaire.

MARCHE DE LA MALADIE

Après une *période d'incubation* dont la durée moyenne

est de douze à quatorze jours, la maladie se déclare.
Elle met quelques jours à envahir (période d'invasion)
les diverses muqueuses, puis, elle apparaît sur la peau
(période d'éruption).

En quatre à cinq jours, elle est complète.

Quand elle a disparu, s'éteignant d'abord là où elle
s'est montrée au début (front, joues, menton, cou, poitrine, bras, mains, puis, abdomen et membres inférieurs), il se fait une *desquammation furfuracée*, si
ténue que très souvent elle passe inaperçue.

Quand la maladie évolue ainsi, chaque période succé-
dant normalement, régulièrement à celle qui la précède.
la rougeole n'a pas de gravité.

Mais, si l'éruption ne peut se faire, si au cours des
diverses périodes il se produit des phénomènes anormaux : fièvre intense, convulsions, toux persistante,
dyspnée, la maladie prend un caractère particulier de
malignité, et peut emporter les malades.

Traitement. — La principale indication est de combattre l'élément infectieux, tout en facilitant la sortie de
l'exanthème.

Le **sulfhydral** est ici le médicament de choix. On doit
l'administrer suivant l'âge, à la dose de 6 à 16 granules
par jour.

On lui adjoint, au début,

le nitrate de pilocarpine,

dont on donne 5 à 10 granules en deux doses, espacées ;
ou 1 granule toutes les heures, dans la journée.

Quand l'effet de ce médicament est produit, il faut en
cesser l'administration.

La fièvre étant souvent très forte, on la modère au
moyen de la **trinité infantile défervescente :**

Aconitine,
Vératrine,
Brucine,

faire fondre 1 granule de chaque, les 3 ensemble, dans
3, 6, 9 ou 12 cuillerées de grog léger (suivant l'âge) ; bien

remuer, et donner toutes les demi-heures une cuillerée à café du mélange,

On peut faire fondre de même les granules de **sulfhydral** et tous les autres.

Quand l'éruption est bien faite, on espace les doses, mais on continue les mêmes alcaloïdes afin d'empêcher la congestion des poumons (broncho-pneumonie).

Si, malgré tout, les poumons se prennent, on modifiera ainsi la médication :

1º Badigeonner le dos et la poitrine, trois jours de suite, avec le mélange,

   Teinture d'iode. 10 g.
   Glycérine........ 10 g.

ouate par dessus ;

2º Appliquer des bottes d'ouate qu'on recouvrira d'une feuille de taffetas gommé, afin de faire bien suer les jambes et les pieds, — ce qui facilitera d'autant la décongestion des poumons et du cerveau ;

3º Pour combattre la toux et s'opposer à la prolifération de l'élément infectieux, on fera fondre,

   Brucine,
   Codéine,
   Iodoforme,
   Sulfhydral,

1 granule de chaque dans 6 cuillerées à café de grog, et on donnera une cuillerée à café du mélange toutes les demi-heures.

Si la phlegmasie broncho-pulmonaire ne cède pas, on suspendra les badigeonnages iodés et on appliquera, toutes les trois heures et même plus souvent, de larges cataplasmes sinapisés qu'on laissera en place jusqu'à ce que la peau soit rouge.

On soutiendra énergiquement les forces du petit malade avec du lait, du sirop de quinquina, des grogs au café ;

Au besoin, on donnera :

Brucine et caféine,

quelques granules, entiers ou fondus, à intervalles convenables, dans la journée.

Pendant les rougeoles graves, les enfants urinent très peu, et leur urine est très rouge, très épaisse.

On donnera toujours, dans l'intervalle des médicaments, et pour les faire avaler, une tisane rafraîchissante, *même aux très jeunes bébés*.

Du premier jour de la maladie jusqu'au dernier, on pratiquera une antisepsie rigoureuse des narines, de la bouche et de la gorge des petits malades, au moyen de badigeonnages avec un collutoire à la glycérine boriquée, d'irrigations et de vaporisations à l'eau boriquée à 4 pour 100.

On tiendra le ventre libre, mais on évitera les laxatifs, pour ne pas provoquer la diarrhée.

On donnera des *lavements émollients*, en cas de constipation, et des *lavements amidonnés*, en cas de diarrhée.

Si les selles sont infectes, on donnera à plusieurs reprises, chaque jour, 10 à 20 centigrammes de benzonaphtol et de salicylate de bismuth, en cachets ou dans un peu de confiture.

On ne doit commencer à donner des aliments solides aux malades que quand tous les accidents ont disparu.

Après la rougeole normale, on peut sortir les enfants après 14 ou 15 jours de chambre.

On ne doit leur laisser reprendre la vie ordinaire, et les renvoyer en classe qu'après 21 jours d'isolement.

L'enfant doit, après guérison, être lavé au savon.

Il est indispensable de faire désinfecter l'appartement où il a séjourné.

La literie, les vêtements, le linge dont il s'est servi, doivent être passés à l'étuve.

S

Scarlatine

Fièvre éruptive, infectieuse, très contagieuse et souvent épidémique, qui frappe spécialement les enfants, mais qui peut atteindre aussi les adultes de tout âge.

Elle est caractérisée par un état saburral prononcé, une angine blanche ou seulement catarrhale, une forte fièvre, accompagnée presque toujours de délire, et un exanthème *écarlate* généralisé, suivi de desquammation.

La scarlatine, comme la rougeole, évolue en quatre périodes.

Une période d'*incubation* qui varie de quelques jours à plusieurs semaines.

Une période d'*invasion* très courte (de 24 à 48 heures.)

Une période d'*éruption* qui dure en moyenne 4 jours, et enfin, une période de *desquammation* qui se prolonge parfois trois et quatre semaines.

Il est bien difficile de soupçonner la scarlatine pendant la première période.

Ce n'est guère qu'en temps d'épidémie, alors que l'attention des médecins et des parents est éveillée, qu'on se rend compte des modifications qui se produisent dans l'appétit, la gaîté, l'ardeur au jeu, la manière d'être des enfants, au sein des familles on dans un pensionnat.

Le plus souvent, le mal se déclare brusquement, sans avoir été soupçonné par l'entourage.

L'enfant n'a pas faim. Si on le force à manger, il vomit. Il se sent tout courbaturé, il est fiévreux. Il se plaint de mal de gorge.

On appelle le médecin qui constate l'élévation de la température, une rougeur diffuse de la gorge, parfois un exsudat blanchâtre sur les amygdales.

Il met à nu le corps de l'enfant. Bien souvent l'éruption est déjà manifeste.

On a vu des cas où des enfants mal surveillés ont fait la fièvre scarlatine sans garder la chambre. Une desquammation furfuracée ou en lambeaux constatée par hasard, fait faire le diagnostic rétrospectif d'une scarlatine passée inaperçue. Souvent, alors. il se produit des complications très graves, et même mortelles.

TRAITEMENT. — La scarlatine, avons-nous dit, est une maladie infectieuse.

1. L'indication principale sera donc, dès les premiers symptômes constatés, de soumettre les malades atteints de cette affection, quelque soit leur âge, à l'action du **sulfhydral**.

On donnera aux adultes 2 granules, aux enfants, un granule, toutes les 1/2 heures.

S'il y a de *l'angine blanche* (voir ce mot), on pourra rapprocher les doses, et donner, pour obtenir plus vite la saturation, les granules tous les 1/4 d'heure.

2. On fera l'antisepsie rigoureuse de la gorge, au moyen du jus de citron, de la glycérine au tannin, et d'irrigations d'eau boriquée.

3. La fièvre, très violente au début, peut dépasser 40, 41 degrés.

Il faut l'attaquer vigoureusement par la **trinité** donnée concurremment avec le **sulfhydral.**

    Aconitine,
    Vératrine,
    Brucine (strychnine chez les adultes),

un granule de chaque, toutes les 1/2 heures, puis toutes les heures.

4. Si l'éruption ne se fait pas d'une façon satisfaisante, on ajoutera, afin d'exciter le travail de la peau, un granule de **nitrate de pilocarpine**, toutes les heures et même toutes les demie-heures, jusqu'à effet.

5. Il convient de faire boire les malades, car la température très élevée du corps produit une grande sécheresse

de la langue, et une soif ardente, une diminution de la sécrétion urinaire, et, généralement, de la constipation.

On donnera du lait, et au besoin des infusions aromatiques diurétiques et diaphorétiques.

Le lavage intestinal sera fait à intervalles rapprochés, en prenant la précaution, toutefois, de ne pas amener une diarrhée fatigante.

6. Tant qu'il y aura de la fièvre, on ne donnera aucun aliment solide aux malades.

Le lait constituera leur seule et unique nourriture. On y ajoutera une ou deux oranges chaque jour.

7. Quand la fièvre aura complètement disparu, on continuera encore le lait, mais on pourra donner des petits potages légers, des œufs au lait, des œufs à la coque sans pain, des compotes de fruits.

8. Pendant la desquammation, les plus grandes précautions devront être prises contre le froid.

La scarlatine, en se développant dans les voies urinaires, produit une congestion intense du filtre rénal.

Quand la desquammation de la muqueuse s'opère, le moindre refroidissement peut amener de l'hématurie, de l'albuminurie, de l'anasarque, cortège habituel de la *néphrite albumineuse*, maladie dont les conséquences sont des plus graves. (Voir *Néphrite, Mal de Bright.*)

Dès que l'urine diminue en quantité, ou devient noirâtre, ce qui prouve qu'elle contient du sang en plus ou moins grande quantité, il faut soumettre le malade au régime lacté exclusif, ou administrer les granules suivants :

Arséniate de strychnine (ou brucine),
Digitaline,
Arséniate de fer,

un granule de chaque, 3 à 6 fois par jour.

On agit de même si la présence de l'albumine est constatée dans l'urine, et si l'anasarque apparaît.

Quand la desquammation détermine des démangeaisons pénibles, on se trouve bien de faire sur le corps des malades des onctions de vaseline boriquée qui, en même temps qu'elles soulagent les patients, empêchent la diffusion des micro-organismes mêlés dans les débris épidermiques.

Quand la desquammation est complétement terminée, on ordonne des lotions savonneuses qui débarrassent la surface cutanée de toutes ses impuretés ; on fait revêtir les convalescents de linge et de vêtements propres, et on soumet à la désinfection tout ce qui a été en contact avec eux pendant le cours de la maladie.

TRAITEMENT PROPHYLACTIQUE DE LA SCARLATINE

Quand un cas de scarlatine se déclare dans une maison, dans une famille, dans un pensionnat, il est prudent de faire pratiquer sur une large échelle l'antisepsie de la bouche et des narines, à toutes les personnes de l'entourage, surtout si ce sont des enfants, et de les soumettre à un traitement prolongé au **sulfhydral** ; (6 à 12 granules par jour, suivant l'âge.)

T

Tuberculose

Maladie diathésique, héréditaire ou acquise, caractérisée par le développement, dans un ou plusieurs points de l'organisme, de produits morbides particuliers nommés *tubercules*, dont l'évolution se fait plus ou moins rapidement et s'accompagne de fièvre, de sueurs, d'amaigrissement, et le plus souvent de bronchite avec expectoration abondante, diarrhée et déchéance vitale complète.

La nature bacillaire de la tuberculose a été démontrée par les travaux d'un grand nombre de savants français et étrangers.

Mais c'est le Dr Kock qui, le premier, a isolé et cultivé le bacille de la tuberculose.

Ce bacille est transmissible de l'homme à l'homme, des animaux à l'homme, et de l'homme aux animaux.

Un enfant sain peut devenir tuberculeux en cohabitant avec une nourrice ou une parente tuberculeuse ; une femme mariée en cohabitant avec un mari tuberculeux peut devenir tuberculeuse.

Le lait d'une vache tuberculeuse peut engendrer la tuberculose chez les enfants qui en sont nourris.

Enfin, les crachats d'un phtisique, absorbés par des poules ou autres animaux de basse cour, peut les rendre tuberculeux.

Bien mieux, sur un sujet tuberculeux, il peut se produire de l'auto-infection. Une ulcération de nature tuberculeuse peut donner naissance à une autre ulcération tuberculeuse.

Un tuberculeux, en suçant une plaie de doigt, peut infecter cette plaie et la tranformer en un foyer tuberculeux ! ! !

La tuberculose est donc très contagieuse. « Ainsi qu'on l'a dit, elle entre dans le *sang de l'homme par mille portes diverses.* » Et dès qu'elle s'y est implantée, elle y détermine de terribles ravages.

C'est très certainement la plus meurtrière de toutes les maladies qui sévissent à la surface du globe.

Toutefois, elle n'est pas fatalement mortelle.

En effet, ainsi que l'ont exposé des esprits judicieux, « le bacille tuberculeux n'est pas à lui seul capable « d'infecter tous les organismes humains. *Il ne suffit* « *pas d'un bacille pour faire un tuberculeux ;* il faut « que ce bacille rencontre, chez l'individu où il pénètre, « les conditions physiques et chimiques favorables à son « développement. Il faut, en un mot, que la *graine* « trouve un *terrain* prêt à son ensemencement. » (Dr Valentin Gilbert.)

Certains individus sont naturellement doués d'une *immunité* qui les met à l'abri de l'action nocive des germes morbides.

D'autres sont, au contraire, par leur constitution, prédisposés au mal. Ils sont *tuberculisables*. Tels sont, par exemple, les sujets qui dans leur enfance ont présenté des symptômes de scrofulose. Tels les miséreux déprimés par les privations de toutes sortes, les enfants issus de parents déjà atteints par l'une quelconque des variétés de la diathèse.

Encore est-il que *même chez ces sujets tuberculisables*, il est possible de lutter contre la prédisposition, et d'augmenter les chances de « *non-réceptivité* ».

De là deux traitements.

L'un prophylactique, l'autre curatif.

1º Le TRAITEMENT *prophylactique*, exposé *in La Dosimétrie* (numéro de septembre 1896) par mon savant confrère et ami, M. le Dr Galopin, consiste à administrer systématiquement, à tous les sujets reconnus ou seulement soupçonnés tuberculisables :

Sulfhydral,............	4 à 5 granules.
Iodoforme, ...	4 à 5 granules.
Brucine...............	2 à 3 par jour.
Strychnine chez les adultes.	

Le matin, petite dose de **sedlitz** additionné de un à deux grammes de **chlorure de sodium**.

Le Dr Galopin a pu *soutenir et régénérer*, par ce moyen, un certain nombre d'enfants scrofuleux qu'il a vu grandir indemnés de la tuberculose.

2º Le TRAITEMENT *curatif*, pour être efficace, doit être établi avant que la maladie, déjà profondément implantée dans l'organisme, ait eu le temps d'y amener des désordres irréparables.

Aussi est-il indispensable de faire de la tuberculose un diagnostic aussi précoce que possible.

En présence de plaies et d'ulcérations atones et de mauvais aspect, l'analyse bactériologique s'imposera. En face d'un malade qui présente « *un peu d'anémie* « *ou de fatigue, une petite toux, un peu de gêne respi-* « *ratoire,* » le médecin doit songer aussitôt à une tuberculose possible, et s'appliquer à en découvrir les premiers signes, — se rappelant les conseils de notre savant maître, M. le Dr Grancher :

« Toute respiration anormale, quand elle est *fixe* et
« *localisée* au sommet, et surtout à un seul sommet,
« peut suffire à ce diagnostic ; mais, parmi les altéra-
« tions du murmure vésiculaire, celle de la douceur, du
« moelleux physiologique est la plus précoce et par con-
« séquent la plus importante. » (*Pourquoi et comment
on devient phtisique*, par le Dʳ Valentin Gilbert, de
Genève.)

INDICATIONS. — 1. La première sera naturellement de
lutter contre le bacille pathogène.

Le **sulfhydral** et l'**iodoforme** seront donnés à la dose
d'un granule de chaque toutes les heures, pendant le
jour, et toutes les 2 à 3 heures, pendant la nuit, si le
malade ne dort pas.

2. Avant les repas de midi et du soir, on fera prendre :

    Arséniate de strychnine,... 1 granule.
    Arséniate de soude,........ 2 granules.
    Quassine,.................. 2 granules.

les 5 granules ensemble.

3. Si le malade s'affaiblit, on pourra corser le traitement en administrant de *l'huile de foie de morue,* du
phosphate de chaux et l'**arséniate de fer**.

4. Quand la toux sera fatigante, on la calmera en
ajoutant à l'**iodoforme** et au **sulfhydral**, la **codéine**,
loin des repas, et surtout la nuit.

5. Pour combattre l'insomnie, on fera prendre 4 à
6 granules de *sel de Grégory*, un par un toutes les
demi-heures, ou deux par deux toutes les heures.

6. Si l'expectoration se faisait difficilement, on la
faciliterait en administrant :

    émétine,
    codéine,

un granule de chaque d'heure en heure, pour vider les
bronches, trois doses, matin et soir.

7. Enfin, si le malade s'affaiblit, on donnera de l'huile
de foie de morue, un verre à liqueur une ou deux fois
par jour, et, en outre :

Glycérophosphate de fer
et gylcérophosphate de chaux,

en granules de 2 centigrammes, de chaque 6 granules
deux fois par jour, avant les repas.

Régime alimentaire. — Comme nourriture, on donnera : du lait phosphaté naturel de Chaumoncel, des potages, de la viande saignante, des cervelles, du poisson,
des sardines à l'huile, des huîtres, du beurre, des œufs,
de la peptone, de la poudre de viande, du thé de bœuf,
etc., etc.

V

Variole

La variole est une fièvre éruptive caractérisée par de
violentes douleurs lombaires, de la constipation, du mal
de tête, des vomissements, des frissons et une forte
fièvre, puis, au bout de quelques jours, par une éruption
discrète ou confluente d'élevures vésiculeuses qui, au
bout de 36 à 48 heures, se remplissent de pus.

Comme ses congénères, la rougeole et la scarlatine, la
variole évolue par périodes : incubation, invasion, éruption, dessication. Mais elle présente une particularité que
le médecin doit connaître.

La fièvre du début, qui fait monter le thermomètre à
40°, tombe dès que l'éruption est faite. Une détente semble alors se produire dans l'état du malade. Mais, au
moment où les pustules se mettent à suppurer, la fièvre
fait une nouvelle apparition, et elle dure parfois tant
que les pustules ne commencent pas à se dessécher.

La variole confluente est une maladie longue et pénible. Elle laisse souvent après elle des cicatrices indélébiles qui défigurent les malades.

Traitement. — 1. A la période de frissons, il faut stimuler l'organisme à l'aide de la **strychnine** et de la ca-

féine, un granule de chaque toutes les demi-heures jusqu'à réaction.

2. Si les symptômes sont assez accusés pour permettre de faire un diagnostic, on donne de suite le **sulfhydral** à la dose de 2 granules toutes les demi-heures
jusqu'à saturation, puis à raison de 12 à 16 granules par
24 heures.

3. Pendant la période de fièvre, on administre, *concurremment avec le sulfhydral*, la **trinité dosimétrique**.

4. Le **sedlitz** doit être donné le matin, tous les jours
ou tous les deux jours, afin d'entretenir la liberté du
ventre.

S'il y a de la sécheresse de la peau et si l'éruption déjà
commencée semble ne pas pouvoir se faire, on donne en
outre

Nitrate de pilocarpine,

un granule toutes les demi-heures jusqu'à abondante
diaphorèse.

5. S'il survient du délire, on continuera avec persistance
la **trinité**, à laquelle on adjoindra le

Camphre monobromé,

un granule de chaque toutes les demi-heures jusqu'au
retour du calme.

6. L'antisepsie de la peau et des muqueuses doit être
faite avec le plus grand soin.

Les yeux sont lavés avec de l'eau boriquée ; la bouche,
les narines sont irriguées et nettoyées toutes les 3 à
4 heures, et plus souvent pendant la suppuration, alors
que le visage est bouffi, les yeux gonflés, les mains, les
pieds tuméfiés et douloureux.

La vaseline boriquée, en onctions copieuses, soulage
les patients.

Il faut recommander aux malades de ne pas se gratter
et de ne pas arracher les croûtes des pustules desséchées. Chaque croûte arrachée laisse après elle une cica-
trice.

7. On alimente les malades avec du lait, du bouillon
de bœuf, de l'eau rougie, de la limonade et des oranges.

Les malades réclament souvent à manger avant que la dessication des pustules permettent une alimentation solide. Il faut se montrer sévère pour le régime et ne permettre pendant longtemps que le lait; les potages et les œufs mollets sans pain. On permet ensuite un biscuit trempé dans un peu d'eau et de vin sucré, de la confiture, des compotes. Puis enfin, quand la convalescence s'accentue, on donne des cervelles, un petit poisson, des purées, etc., et un peu de pain.

Z

Zona

(*Herpès zoster*)

A la suite d'une crise violente de névralgie intercostale, on voit parfois une éruption de vésicules d'herpès se faire sur tout le trajet du nerf affecté, c'est-à-dire partant de la colonne vertébrale et s'étendant horizontalement, comme une demi-ceinture, jusqu'au sternum.

Les vésicules, alignées par plaques, se remplissent de sérosité, puis se dessèchent et se couvrent de croûtes qui, peu à peu, se détachent, laissant de petites cicatrices qui finissent par disparaître complètement.

Parfois, après la disparition du zona, les douleurs névralgiques se produisent à nouveau, très aiguës et très tenaces.

TRAITEMENT. — *a*. La douleur lancinante du zona est efficacement traitée par les granules suivants :

Cicutine,
Camphre mono-bromé,

un granule de chaque toutes les demi-heures d'abord, puis toutes les heures.

b. Si les bulles sont gorgées de liquide, on les perce avec une épingle, on éponge la sérosité, puis on recouvre le tout d'une feuille d'ouate saupoudrée de fleur d'amidon.

c. Si la fièvre s'allume, on donne **l'aconitine** et à l'occasion la **trinité défervescente.**

d. L'embarras gastrique est fréquent pendant l'évolution du zona.

On le combattra par des lavages quotidiens de l'intestin avec le **sedlitz** Ch. Chanteaud.

e. On réveillera l'appétit avec :

Arséniate de strychnine un granule,
Quassine .... deux granules,
Arséniate de soude ..... deux granules,

les 5 ensemble, avant les deux principaux repas.

ÉTUDE SUCCINCTE

DES

MÉDICAMENTS DOSIMÉTRIQUES D'USAGE COURANT

Préconisés dans ce Manuel

---

1. Sel de sedlitz de Ch. Chanteaud

Le médicament auquel le médecin dosimètre doit avoir le plus fréquemment recours, au lit du malade, est sans contredit le *sel de sedlitz Charles Chanteaud*.

Cette préparation, une des plus belles de l'arsenal pharmaceutique moderne, forme en effet la base de presque tout traitement dosimétrique.

Sa composition est connue :

Du sulfate de magnésie pur, parfaitement deshydraté, rendu légèrement effervescent par l'addition d'une petite quantité d'acide tartrique et de bicarbonate de soude, granulé à la bassine et recouvert de sucre de lait.

Débarrassé de toute impureté, il est absolument neutre, et il a une action très douce sur l'intestin et ne provoque aucune hypersécrétion.

Le sedlitz Ch. Chanteaud agit sous un petit volume : une cuiller à café fondue dans un demi-verre d'eau, avalée le matin au réveil, suffit pour amener une ou deux bonnes garde-robes.

Si on en continue l'emploi plusieurs jours de suite, la même dose provoque des selles plus copieuses, nettoie à fond le canal intestinal, balaie tout le limon qui l'encrasse, prépare ainsi, en cas de maladie, une facile et rapide absorption aux médicaments dosimétriques.

2. Le **Sulfhydral**

ou *sulfure de calcium chimiquement pur*
au centigr.

Antiseptique interne, antiépidémique d'une grande énergie.

Jouit à un très haut degré de la puissance bactéricide.

Les bacilles de la diphtérie, de l'érysipèle, de la coqueluche ne résistent pas à son action.

Dans toutes les maladies infectieuses, fièvres éruptives, choléra, influenza, dans les dermatoses, il donne d'excellents résultats.

Il est administré également avec succès dans les affections catarrhales des muqueuses, spécialement dans les bronchites, l'uréthrite et la leucorrhée.

On le donne généralement à doses rapprochées, jusqu'à saturation de l'organisme, puis à raison d'un granule toutes les heures (adultes) et toutes les deux heures (enfants), jusqu'à effet curatif dûment constaté.

3. L'**Idoforme**, *au milligr.*

Antiseptique interne et externe.

Antibacillaire, antiputride.

Possède, en outre, des propriétés calmantes remarquables.

Très employé dans les bronchites, la période d'expectoration des pneumonies, la gangrène du poumon, la tuberculose pulmonaire, les engorgements lymphatiques.

4. **Arséniate de strychnine**, *au milligr.*

Incitant vital de grande puissance.

Il n'est peut-être pas une seule maladie, soit aiguë, soit chronique, où il ne soit indiqué, à un moment quelconque, d'administrer ce médicament, soit pour relever la vitalité, soit pour exciter l'appétit, soit pour soutenir le muscle cardiaque, soit pour combattre une paralysie, soit enfin, pour appuyer l'action d'une ou plusieurs substances médicamenteuses dont il double l'énergie et dont il facilite singulièrement la tolérance. Il se combine heureusement avec l'**aconitine** et la **digitaline** pour former la **trinité** défervescente; avec les sels de quinine, dans les fièvres intermittentes, avec la quassine et l'arséniate de soude, avec l'arséniate de fer, etc., etc.

5. Le **Sulfate de strychnine**, *au demi-milligr.*

Peut remplacer dans un grand nombre de cas l'arséniate de strychnine, mais il ne possède pas la double action tonique que celui-ci doit aux deux facteurs qui le composent. Toutefois, il doit être préféré à l'arséniate, dans certains troubles fonctionnels où l'équilibre physiologique est rompu, et où il faut produire une action névrosthénique énergique.

C'est lui qui resserre les spincters relâchés qui réveille les mouvements péristaltiques des intestins, etc., etc

C'est le grand producteur du *strictum*.

Combiné avec l'*hyosciamine*, agent merveilleux du *laxum*, il permet la réduction des hernies, le cheminement du fœtus dans le bassin, pendant l'accouchement, etc., etc.

6. La **Brucine**, *au demi-milligr.*

Remplace la **strychnine** dans la médecine infantile. S'emploie dans les mêmes circonstances et de la même manière.

7. La **Caféine**, *au milligr.*

Tonique du cœur et du cerveau.

Augmente le nombre des pulsations cardiaques et leur donne plus d'amplitude et de force.

Dissipe le mal de tête produit par l'anémie et la fatigue cérébrales.

A doses élevées, est un puissant diurétique.

8. L'**Aconitine amorphe**, *au demi-milligr.*

C'est le décongestionnant par excellence. Grâce à son

action antiphlogistique, elle produit la défervescence.
Grâce encore à cette propriété, elle est un antinévral-
gique de premier ordre.

Elle est un des principaux agents de la **trinité dosimétrique.**

9. La **Digitaline amorphe**, *au milligr.*

Tonique du cœur dont elle modère et régularise les
battements.

Combinée avec l'**arséniate de strychnine**, elle rend au
cœur malade sa vigueur et son rythme normal.

C'est le troisième facteur de la **trinité dosimétrique**
décongestionnante et défervescente.

10. **Vératrine**, *au demi-milligr.*

Décongestionnant spécial de la peau, spécifique de la
démangeaison. Produit d'excellents effets dans l'urti-
caire, l'eczéma, l'impétigo, etc.

Forme avec la **brucine** et l'**aconitine** une **trinité**
décongestionnante et défervescente très utilisée chez
les enfants.

11. L'**Hyosciamine**, *au demi-milligr.*

Excellent calmant, hypnotique, antipasmodique.

S'emploie avec succès dans les cas où le *strictum* est
en excès. (Convulsions, spasmes, contractures, etc.,
crampes d'estomac, coliques intestinales, coliques utérines, hernies étranglées, etc.)

12. L'**Atropine**, *au demi-milligr.*

Antispasmodique. Calme les douleurs causées par les
hémorrhoïdes, en relâchant les fibres du sphincter de
l'anus.

Agit bien dans la dysphagie des angines inflammatoires, des amygdalites en particulier.

13. Le **Chlorhydrate de morphine**, *au milligr*,

Calmant de la douleur.

On le combine avec **l'hyosciamine**, pour combattre les spasmes douloureux, la gastralgie, les coliques sèches, etc.

14. La **Codéine**, *au milligr.*

Quelques granules de codéine, mâchés et fondus dans la bouche, constituent un calmant efficace de la toux irritante et sèche de la trachéite.

Quand il y a des crachats (bronchite, pneumonie, tuberculose), on donne concurremment l'**iodoforme**.

Dans les convulsions de la première enfance, il se combine heureusement avec le **camphre mono-bromé**.

15. **Sel de Grégory**, *au milligr.*
Chlorure double de morphine et de codéine.

A la dose de 6 à 8 granules, 2 par 2 toutes les demi-heures, il calme l'agitation des gens nerveux et incite légèrement au sommeil.

On peut l'utiliser avec prudence dans la médecine infantile, à raison d'un ou deux granules fondus et donnés par petites doses, pour faire dormir les enfants sujets à de longues insomnies.

16. Le **Camphre mono-bromé**, *au centigr.*

Calmant du système nerveux. Apaise les tremblements des hystériques, 1 granule toutes les demi-heures jusqu'à effet.

Agit bien, combiné avec le **sel de Grégory**, pour calmer l'agitation des gens nerveux, et en particulier des diabétiques privés de sommeil, 6 à 8 granules, le soir, 2 par 2, de demi-heure en demi-heure ou d'heure en heure,

17. La **Colchicine**, *au demi-milligr.*

Remède efficace contre les diathèses rhumatismale et goutteuse.

Prise à doses rapprochées, amène vite des symptômes de saturation : nausées, vomissements, diarrhée; mais en même temps calme la douleur et excite les fonctions des reins et du foie.

18. Le **Chlorhydrate de cicutine**, *au demi-milligr.*

Calme les douleurs lancinantes des névralgies, des ovaires, du zona, du tabes, 1 granule toutes les demi-heures ou toutes les heures dans les cas aigus; toutes les heures ou deux dans les cas chroniques.

19. Le **Nitrate de pilocarpine**, *au milligr.*

Sialagogue et diaphorétique puissant.

Agit efficacement dans les pleurésies pour faire diminuer les épanchements, dans les pneumonies pour ramener la perméabilité du poumon engorgé, dans les angines pseudo-membraneuses pour faire détacher les membranes adhérentes à la muqueuse de l'arrière-gorge.

Utilisé fréquemment en oculistique pour faciliter la résorption des épanchements aqueux ou sanguins de l'œil.

20. L'**Emétine**, *au milligr.*

Alcaloïde de l'ipécacuanha. Expectorant, nauséeux.

Combiné à la **codéine**, facilite l'expectoration, dans les bronchites et à la période de maturité des pneumonies.

Faire vomir les enfants à la dose d'un ou deux granules toutes les dix minutes, fondus dans une cuillerée d'eau ou de thé léger.

21. L'**Emétique**

Tartrate double de potasse et d'antimoine appelé aussi tartre stibié.

Vomitif des adultes, 2 granules toutes les dix minutes, jusqu'à effet.

Il est bon de faire dissoudre les granules et de boire dès que l'effet nauséeux commence à se manifester, pour faciliter les vomissements.

22. La Quassine amorphe

Amer, tonique de l'estomac et cholagogue.

Excite l'appétit, régularise les fonctions biliaires, empêche la constipation.

23. Sel de quinine

a. **Hydro ferro-cyanate de quinine**, *au milligr.*

Antipériodique, et en même temps calmant et reconstituant. Excellent dans toutes les pyrexies de l'enfance, à la période de rémission.

b. **Arséniate de quinine**, *au milligr.*

Antipériodique spécialement actif dans les cas de fièvres intermittentes déjà anciennes, où le poison palustre a laissé sa trace dans la rate et le foie.

c. **Sulfate de quinine**, *au centigr.*

Antipériodique général. Agit efficacement dans toutes les maladies caractérisées par des crises intermittentes et périodiques : Névralgies faciales, intercostales, sciatiques, etc., et plus spécialement dans les fièvres d'accès.

d. **Valérianate de quinine**, *au centigr.*

Antipériodique et antispasmodique. Agit heureusement quand les accès fébriles intermittents sont compliqués d'accidents nerveux.

Nota. — Combinés avec l'**arséniate de strychnine**, les sels de quinine voient leur action notablement augmentée de puissance.

24. L'Arséniate de fer, *au milligr.*

Excellent reconstituant hématogène.

C'est le remède par excellence des anémiques, des jeunes filles chlorotiques, des convalescents. Uni à l'**arséniate de strychnine** et à la **digitaline**, il agit puissamment dans les endocardites, l'albuminurie, l'anasarque, etc.

25. L'Arséniate de soude, *au milligr.*

Anti-herpétique, reconstituant du sang et tonique général.

Calme rapidement les manifestations aiguës de la diathèse herpétique. (Angine herpétique, herpès préputial, labial et autre, impétigo, eczéma, psoriasis, etc.)

Efficace dans certaines névroses (chorée, névralgies, neurasthénie).

26. Le **Benzoate de soude**, *au centigr.*

Stimule sans fatigue la sécrétion urinaire et éclaircit et désinfecte les urines boueuses et odorantes.

27. Le **Carbonate de Lithine**, *au centigr.*

Dissout les calculs. Constitue avec le **benzoate de soude** le remède spécial des lithiases.

28. Le **Calomel**, *au centigr.*

Purgatif, diurétique, antiseptique de l'intestin, vermifuge, décongestionnant du cerveau et des méninges, anti-typhique. — Ce médicament produit vite la salivation mercurielle et la stomatite ; aussi doit-on en surveiller de très près les effets.

29. La **Santonine**, *au centigr.*

Vermifuge. Se donne aux enfants, en même temps que le calomel (de 5 à 10 granules de chaque), 5 par 5, à un quart d'heure d'intervalle, contre les ascarides lombricoïdes.

C'est à tort qu'autrefois on administrait la santonine pendant plusieurs jours de suite. Ce médicament doit être donné à doses rapprochées, et éliminé aussitôt que possible.

30. Le **Phosphure de zinc**, *au milligr.*

Tonique du système nerveux, utile dans la neurasthénie, les affections nerveuses, le lymphatisme, la tuberculose.

31. Le **Valérianate de zinc**, *au centigr.*

Antispasmodique. Utile dans l'hystérie, la chorée, la coqueluche, etc.

32. L'**Acide salicylique**, *au centigr.*

Antiseptique, interne et externe antifermentescible, antipyrétique ; antirhumatismal bien préférable au salicylate de soude.

Peut être donné concurremment avec le **sulfhydral** dans une foule de maladies microbiennes : grippe épidémique, fièvres éruptives, angines à exsudat, etc.

33. Le **Salicylate de bismuth.**

Désinfectant antiseptique des voies digestives, antidiarrhéïque, antifermentescible. Excellent dans les entérites graves et dans tous les flux du ventre, dans les dyspepsies, la dilatation de l'estomac, la gastrite, etc.

34. Le **Benzo-naphtol.**

Mêmes propriétés et mêmes doses que le précédent.

On les emploie souvent concurremment, en cachets, 25 à 30 centigr. de chaque, 3 à 4 fois par 24 heures.

35. L'**Hélénine** *(camphre d'aunée)* au *centigr.*

Tonique aromatique agissant également sur la muqueuse respiratoire, et sur les voies digestives.

Désinfectant des bronches, elle liquéfie les crachats et facilite l'expectoration.

Administrée dans les cas d'atonie des voies digestives, de dyspepsie flatulente, avec renvois d'œuf pourri, elle corrige la putridité, stimule la sécrétion du suc gastrique, et réveille l'appétit.

2 granules toutes les heures, pendant la digestion.

Un granule toutes les heures, avec *codéine* et *iodoforme*, dans les bronchites.

36. **Magnésie calcinée.**

Poudre absorbante, anti-acide, légèrement purgative.

Se donne avec le **salicylate de bismuth** et le **benzo-naphtol**, en cachets, dans les dyspepsies flatulentes, le pyrosis, etc.

37. La **Repsine**, *au centig*.

Supplée au travail chimique de la digestion. S'administre seule ou avec les médicaments précédents, dans les dyspepsies, mauvaises digestions, etc. (10 à 20 granules, après les repas.)

38. Le **Kermès**, *au centigr*.

Expectorant. Se donne dans les bronchites et à la période d'expectoration des pneumonies.
10 à 20 granules par jour, seul ou avec l'*hélénine*.

39. Le **Podophyllin**, *au centigr*.

Purge sans colique; décongestionne le foie en facilitant la sécrétion et l'écoulement de la bile. — Bon remède de la constipation.
Se donne le soir, à la dose de 6 à 8 granules, en une ou deux fois : le lendemain matin, une dose minime de sedlitz amène alors une copieuse débâcle.

40. Le **Tannin**, *au centigr*.

Usage externe. — Excellent topique dans les angines blanches.
Usage interne. — Astringent utile dans certaines diarrhées, employé aussi comme tonique, dans la chlorose, 10 à 12 granules par jour.

41. L'**Iodure de K**.

Excellent médicament quand il est administré judicieusement et à doses mesurées. — Il agit par l'iode, dont les propriétés antiasthmatiques, antisyphilitiques et antiscrofuleuses sont incontestables.
On le donne en solution, dans un peu d'eau rougie, à la dose initiale de 25 centigr. à chaque repas.

42. Le **Proto-iodure de mercure**, *au centigr*.

4 à 6 granules, matin et soir, dans la syphilis constitutionnelle.

43. Glycéro-phosphate de fer, *à 2 centigr.*

44. Glycéro-phosphate de chaux, *à 2 centigr.*

Agents antidéperditeurs, reconstituants du sang et du squelette.

Excellents toniques, à la dose de 8 à 10 granules de chaque, aux repas.

———————

APPENDICE

LA MÉDICATION ALCALOÏDIQUE

DES ADULTES

SIMPLIFIÉE ET FACILITÉE

PAR L'EMPLOI DES

GRANULES COMPOSÉS DE CHARLES CHANTEAUD

GRANULES PRÉPARÉS

PAR UN PROCÉDÉ ABSOLUMENT NOUVEAU

SELON LES FORMULES EXACTES

DES ASSOCIATIONS MÉDICAMENTEUSES PRÉCONISÉES

PAR LES DOSIMÈTRES

PRÉFACE DE L'APPENDICE

LES ASSOCIATIONS ALCALOIDIQUES
OU GRANULES COMPOSÉS

> « Plus on lui ôte, plus elle
> « est forte. »
> *(Devise dosimétrique.)*

Nons avons combattu par tous les moyens possibles les médicaments à la mode, extraits pour la plupart de la houille, et les médicaments chimiques antiphysiologiques, anormaux, antinaturels ; nous avons aussi démontré les dangers de la polypharmacie opposés à l'innocuité et à l'efficacité des alcaloïdes vitaux, organiques, assimilables ; aujourd'hui nous revenons sur cette question élargie et transformée par la notion des associations médicamenteuses.

Sydenham prétendait faire tenir toute sa thérapeutique dans ce qu'il appelait sa pharmacopée, laquelle se réduisait à un « calmant, un tonique, un évacuant ». Nous avons, de nos jours, d'autres exigences, mais il faut se garder de verser dans l'ornière polypharmaque et réduire l'arsenal thérapeutique au strict nécessaire.

Autrefois, aux âges naïfs, on traitait volontiers les malades par les herbes, les simples, dont l'instinct divinatoire des foules avait empiriquement reconnu les vertus curatives. Puis, on y renonça peu à peu, la science ayant découvert le moyen d'extraire des plantes médicinales les essences, les alcaloïdes et autres substances auxquelles les simples doivent leurs propriétés mystérieuses et bienfaisantes.

Ce fut là un progrès appréciable sur les thériaques et médicaments composés de l'ancienne médecine. Cela est tellement l'expression de la vérité qu'un savant, A. Gauthier, a pu dire fort justement :

« *La découverte des alcalis organiques des végétaux est l'une des plus belles conquêtes scientifiques de la première moitié de ce siècle.* »

Nous savons ce que l'alcaloïdothérapie appliquée dosimétriquement a rendu de services dans les deux médecines ; actuellement, cette thérapeutique rationnelle, s'inspirant des lois de la vie, est encore la seule qui soit mathématiquement exacte. Cependant, dans le but de la rendre plus simpliste, plus accessible sans initiation préalable aux praticiens des deux médecines, le fondateur de la pharmacie dosimétrique vient de préparer un certain nombre d'associations alcaloïdiques ou *granules composés*.

Ceux-ci répondent à des *indications* générales précises ; ils ne cessent donc pas d'être rationnels. Les alcaloïdes généralement employés ensemble, comme la trinité antifrébile, par exemple : aconitine, digitaline, strychnine, ont été réunis dans le même granule ; de sorte qu'il suffit de laisser entre les mains des personnes préposées aux soins à donner aux fiévreux un seul tube de granules au lieu d'une série pouvant entraîner des erreurs et des complications dans le service.

Grâce à un procédé spécial de fabrication, les médicaments ainsi associés ne réagissent pas les uns sur les autres ; il n'y a pas de combinaisons chimiques nouvelles à craindre ; encore moins d'action catalytique à redouter. Au contraire, l'association médicamenteuse a des avantages inappréciables : elle constitue un groupe *sympathique* d'alcaloïdes agissant dans le même sens, ou développant à son maximum d'intensité une *action thérapeutique cherchée*. Dans la plupart des cas, il n'est pas inutile de totaliser les effets des substances actives habituellement employées à combattre les mêmes maladies. Il arrive aussi que plusieurs principes associés ont une action très différente de l'action *sui generis* de chacun des principes constituant l'association ; n'est-ce pas le cas, en ce qui concerne l'opium, de l'extrait thébaïque et de la morphine ? L'opium a de tout autres propriétés que l'extrait thébaïque, la morphine et les produits complexes qui le composent.

Ce n'est pas sans tâtonnement, sans expériences nombreuses, que les médecins dosimètres de la première heure sont arrivés à mettre en évidence les *propriétés nouvelles* des alcaloïdes associés. Nous profitons, nous, les jeunes, des résultats expérimentaux obtenus, tantôt par hasard, tantôt sous l'influence d'une idée directrice, par nos aînés en dosimétrie.

Cette question des associations alcaloïdiques est peut-être la partie la plus intéressante de l'alcaloïdothérapie dosimétrique; c'est elle qui réserve le plus de surprises aux expérimentateurs qui voudront bien exercer leur intuition scientifique; c'est encore elle qui rendra plus attrayante notre thérapeutique et aura raison des derniers allopathes.

Les esprits vraiment scientifiques et novateurs s'éloignent de plus en plus de la vieille pharmacie galénique, dont on peut dire ce que Roland répétait de sa fameuse jument :

« Elle est morte, à la vérité, mais je ne lui connais pas d'autre défaut. »

La dosimétrie progressivement simplifiée est l'idéal de tous les praticiens et il ne faut pas craindre d'enlever ainsi de l'importance à notre méthode thérapeutique. Vous vous souvenez de la devise qu'on avait faite pour Philippe III : *Plus on lui ôte, plus il est grand.*

De même, pour l'alcaloïdothérapie; plus on lui ôte son caractère de complexité apparente, plus la méthode grandit aux yeux des thérapeutes intelligents.

Gabriel VIAUD.

AUX MÉDECINS

Quoiqu'on dise et quoi qu'on fasse, on est forcé de reconnaître que c'est grâce aux granules dosimétriques fabriqués par Charles Chanteaud depuis 1872, que l'alcaloïdo-thérapie a pu passer dans le domaine de la pratique, et que la *Dosimétrie*, c'est-à-dire la seule méthode rationnelle, la seule façon pratique d'administrer les alcaloïdes et les autres substances actives a pu être déterminée.

Aujourd'hui, grâce aux travaux de nombreux médecins et chimistes, l'alcaloïdo-thérapie, guidée par la Dosimétrie, a triomphé des répugnances de la vieille école, et a remplacé, avantageusement dans la plupart des traitements, l'ancienne pharmacopée galénique.

Ces travaux, qui ont fait de l'alcaloïdo-thérapie une science exacte et la plus sûre, la plus agréable, la plus efficace des thérapeutiques, ont d'abord porté sur l'action physiologique et thérapeutique de chacun des alcaloïdes, sels et glucosides connus. Puis, est venue l'étude des associations médicamenteuses, des combinaisons alcaloïdiques.

C'est aux *médecins dosimètres* que revient la gloire d'avoir découvert et démontré que ces associations donnent un résultat thérapeutique que les éléments constitutifs pris isolément ne peuvent produire. Ils ont ouvert un nouvel horizon à l'alcaloïdo-thérapie, et l'ont dotée de précieux agents qui, comme la célèbre trinité défervescente (strychnine, digitaline, aconitine), le plus puissant des anti-thermiques ; la trinité anti-spasmodique (strychnine, hyosciamine, morphine), ce vainqueur irrésistible des sphincters contractés, et tant d'autres... font l'étonnement et l'admiration de tous les praticiens.

L'étude des associations alcaloïdiques est loin d'être complète, et elle réserve sans doute de grandes surprises aux patients et laborieux chercheurs. Néanmoins, on en connaît un certain nombre que les médecins dosimètres ont depuis une vingtaine d'années, expérimentées des milliers de fois, avec le plus grand et le plus constant succès.

M. Charles Chanteaud, perfectionnant ses méthodes de fabrication à mesure que l'alcaloïdo-thérapie avance dans la voie du progrès, a songé, après avoir doté les médecins de ses granules dosimétriques simples, à réunir dans un même granule les différentes substances constamment associées par les praticiens, et il a créé toute une série de *granules composés*, correspondant exactement aux combinaisons les plus efficaces journellement employées par les médecins dosimètres.

Ces granules composés ne sont donc pas, on le voit, des médicaments nouveaux proposés par un audacieux chimiste à l'expérimentation du corps médical.

Ce sont, au contraire, des remèdes employés depuis longtemps, dont les effets sont bien connus et l'efficacité certaine, mais *perfectionnés*, rendus plus maniables, plus faciles à prendre, *simplifiés*, en un mot, pour la commodité des médecins et des malades.

*
* *

Les noms que portent ces granules pourraient prêter à croire que ce sont des espèces de spécifiques, de panacées ! Que les granules défervescents, par exemple, guérissent à coup sûr et toujours la *fièvre* ; qu'il suffise de prendre des granules anti-diabétiques, pour guérir le diabète ; des granules anti-goutteux, pour guérir la goutte ! Ce serait commettre une grossière erreur.

Les granules composés, comme du reste les substances médicamenteuses dont ils sont formés, ne constituent que le fond, la base du traitement, ce que les médecins dosimètres appellent *la dominante*. Il est presque toujours nécessaire que le médecin traitant ajoute d'autres granules simples ou composés, selon le type de l'affection, les syndrômes les plus saillants ; cette partie variable de la médication forme *la variante*.

Nous indiquons plus loin la façon de les employer, de les grouper, de les combiner, pour combattre les maladies les plus fréquentes et les plus sérieuses.

***

Les médecins dosimètres accueilleront comme un perfectionnement pharmaceutique les granules composés *Charles Chanteaud* qui, tout en restant dans les principes de leur école, marquent un progrès sensible sur le *granule dosimétrique*, sans le suppléer entièrement, car *le granule simple restera la façon idéale d'administrer les alcaloïdes*. Quant aux médecins qui n'ont pas l'habitude d'employer les médicaments dosimétriques et les associations alcaloïdiques, nous ne saurions trop les engager à expérimenter *les granules composés* qui les feront certainement revenir de leurs préventions contre l'alcaloïdo-thérapie, s'ils en ont, et qui leur donneront, en même temps que des résultats excellents et rapides, la satisfaction de suivre sans danger une thérapeutique neuve et vraiment scientifique.

Garanties que présentent les granules composés Charles Chanteaud

Les granules composés que nous préconisons ici sont préparés avec les alcaloïdes et les produits chimiques les plus purs, sous le contrôle d'un chimiste expert.

Le plus grand soin est apporté à leur confection et à leur dosage ; *dosage vérifié après chaque opération*, et qui, grâce à la méthode perfectionnée et à l'habileté des manipulateurs, ne s'éloigne jamais plus *que de quelques centièmes de milligramme* du poids indiqué : qnantités absolument négligeables !

Composition des granules

Les formules des granules composés Charles Chanteaud ont été approuvées et expérimentées par les membres de l'Institut dosimétrique de Paris.

Elles ont été choisies parmi les associations granulées les plus souvent employées et reconnues les plus efficaces depuis 20 ans par les plus habiles alcaloïdo-thérapeutes des deux mondes. En voici la nomenclature :

NOMENCLATURE

DES

GRANULES COMPOSÉS

DE CHARLES CHANTEAUD

LEUR COMPOSITION ET LEUR MODE D'EMPLOI

I. — Granules défer

COMPOSITION	ACTION
Arséniate de strychnine, 1/2 milli. **Digitaline amorphe,** 1 milli. **Aconitine amorphe,** 1/2 milli.	Régularisent les battements du cœur et la pression sanguine ; décongestionnent les viscères hypérémiés, et abaissent la température du corps.

II. — Granules fébrifuges

COMPOSITION	ACTION
Sulfate de quinine, 0,05. **Arséniate de strychnine,** 1/2 milli. **Caféine,** 1 milli.	Détruisent la périodicité des accès ; s'opposent au retour de la fièvre, et relèvent la vitalité.

III. — Granules

COMPOSITION	ACTION
Brucine, 1/2 milli. **Hydro-ferro-cyanate de quinine,** 1 centi. **Aconitine,** 1/2 milli.	Coupent la fièvre et font disparaître ses diverses manifestations : courbature, mal de tête, etc., tonifient et remontent les malades.

vescents antifébriles

APPLICATION	DOSE
S'emploient comme *dominante* dans les fièvres à la période de chaleur, dans toutes les maladies fébriles, quand la température dépasse 38 degrés, et dans tous les états congestifs.	Chez les adultes, un granule toutes les 1/2 heures.

et antipériodiques

S'emploient comme *dominante* dans les fièvres telluriques ou paludéennes et dans les fièvres larvées, pendant le stade de froid et de frisson. On y joint, comme *variante* le **sulfhydral** et le **sel de Sedl.tz.**	Un granule toutes les 1/2 heures, jusqu'à réaction.

antizymotic_ues

S'emploient comme *variante* dans les maladies infectieuses : grippe épidémique, érysipèle, typhus, variole, etc., où le **sulfhydral**, antibacillaire, est donné à doses élevées comme *dominante*.	Un granule toutes les 1/2 heures dans les cas aigus, puis toutes les heures, puis toutes les deux heures.

IV. — Granules anti

COMPOSITION	ACTION
Iodoforme, 1 milli. **Phosphate de fer**, 1 centi. **Quassine**, 1 milli.	S'opposent à la pullulation des microorganismes pathogènes, augmentent la crase sanguine, fortifient le squelette et activent les fonctions gastriques.

V. — Granules

COMPOSITION	ACTION
Arséniate de strychnine, 1/2 milli. **Hélénine**, 1 centi. **Tannin**, 1 centi.	Arrêtent la déchéance vitale, détruisent le virus tuberculeux et modifient la sécrétion bronchique.

VI. — Granules contre

COMPOSITION	ACTION
Arséniate de strychnine, 1/2 milli. **Arséniate de fer**, 1 milli. **Benzoate de lithine,** 2 centi. **Quassine**, 1 milli.	Relève la vitalité, augmente la crase sanguine, excite la fonction du foie, corrige l'acidité des urines.

strumeux, reconstituants

APPLICATION	DOSE
Comme *dominante* dans toutes les maladies de l'enfance qui sont sous la dépendance d'un vice du sang : gourmes, glandes, gros ventre, tumeurs blanches, abcès osseux, etc.	Trois à six granules par jour, selon l'âge.

antidiathésiques

APPLICATION	DOSE
Comme *dominante* dans la phtisie pulmonaire en même temps que le **sulfhydral**. 10 à 12 granules par jour. Comme *variante*, granules défervescents contre la fièvre, et granules expectorants, soir et matin, pour vider les bronches.	Quatre à huit granules par 24 heures.

le diabète sucré

APPLICATION	DOSE
Comme *dominante* dans la glycosurie d'origine trophique, le diabète maigre, le diabète compliqué d'albuminurie. Ajouter comme *variante*, tous les soirs, 3 granules défervescents, qu'on prendra un à un, à 1/2 heure d'intervalle, avant de se coucher.	Trois granules par jour, un avant chaque repas. Dans les cas graves, doubler les doses.

VII. — Granules contre

COMPOSITION	ACTION
Bromhydrate de cicutine, 1/2 milli. **Hyosciamine,** 1/4 de milli. **Camphre mono – bromé,** 1 centi.	Apaisent les accidents nerveux du diabète. Donnés préventivement, à petites doses, ils s'opposent à toute manifestation pénible du système nerveux.

VIII. — Granules

Valérianate de quinine, 0,02. **Aconitine amorphe,** 1/2 milli. **Hyosciamine,** 1/10 milli.	Calment la douleur, empêchent le retour des accès.

IX. — Granules contre

Arséniate de strychnine, 1/2 milli. **Hyosciamine,** 1/4 milli. **Chlorhydrate de morphine,** 1 milli.	Rétablissent l'équilibre physiologique détruit par les spasmes (contractures, relâchement des sphincters), facilitent le travail des accouchements.

le diabète nerveux

APPLICATION	DOSE
Peuvent servir de *dominante* ou de *variante*, suivant l'intensité des accidents : spasmes, étouffements, tremblements, vertiges, etc. Peuvent servir de *variante*, tandis que les granules précédents sont donnés comme *dominante*.	Trois à six granules par jour, dans l'intervalle des repas. En cas de crises aiguës, un granule toutes les 1/2 h.

antinévralgiques

Dans les crises douloureuses des névralgies faciales, intercostales, sciatiques et autres.	Un granule toutes les 1/2 heures ou toutes les heures, suivant la force du mal, jusqu'à effet calmant.

les spasmes douloureux

Crampes d'estomac, coliques sèches, tranchées utérines, rétention d'urine, dysphagie, vomissements incoeorcibles, etc.	Un granule tous les 1/4 d'heure pendant les crises, jusqu'à effet.

X. — Granules antinausiques

COMPOSITION	ACTION
Sulfate de strychnine, 1/2 milli. **Hyosciamine,** 1/4 milli. **Bromhydrate de morphine,** 1 milli.	Réfrènent les contractions spasmodiques de l'estomac et régularisent la circulation du cerveau anémié par le vertige du tangage.

XI. — Granules contre

Sulfhydral, 0,01. **Sel de Grégory,** 0,001. **Camphre mono-bromé,** 0,01.	Calment l'irritation du larynx et de la gorge, apaisent les spasmes et invitent au sommeil.

XII. — Granules

Arséniate de strychnine, 1/2 milli. **Quassine amorphe,** 5 milli. **Papaïne pure,** 0,02 centi.	Excitent l'appétit, facilitent la digestion, régularisent les garde-robes.

contre le mal de mer

APPLICATION	DOSE
Comme *préventif* avant de s'embarquer sur mer. Comme *curatif* pendant les malaises et les vomissements.	Un granule tous les 1/4 d'heure jusqu'à disparition des vertiges et des nausées.

la toux nerveuse

APPLICATION	DOSE
Dans la coqueluche, la trachéite aiguë, la toux nerveuse des hystériques, etc.	Pour les adultes, un granule toutes les demi-heures, jusqu'à effet. Dans la coqueluche, un granule après chaque repas. Chez les enfants du 1er âge, broyer le granule et incorporer la poudre dans du miel, 4 à 10 grammes par jour.

digestifs

APPLICATION	DOSE
Dans les digestions difficiles, les pesanteurs d'estomac, les fermentations anormales, les gastro-entérites, dyspepsies, etc., et dans les convalescences.	Un à deux granules avant les principaux repas.

XIII. — Granules contre

COMPOSITION	ACTION
Arséniate de strychnine, 1/2 milli. **Digitaline,** 1 milli. **Arsén. de fer,** 1/2 milli.	Excitent et régularisent les battements du cœur, augmentent la crase sanguine et tonifient l'organisme.

XIV. — Granules contre

COMPOSITION	ACTION
Iodoforme, 1 milli. **Codéine,** 5 milli. **Emétine,** 1/2 milli.	Amènent un état nauséeux qui favorise l'expectoration, en même temps que la toux est calmée et les bronches désinfectées.

XV. — Granules sudo

COMPOSITION	ACTION
Emétine, 1/2 milli. **Chlorhydrate de pilocarpine,** 1 milli. **Sel de Grégory,** 1 milli.	Calment la douleur des angines, détachent les exsudats, amènent la résolution des engorgements pulmonaires, des épanchements pleurétiques, etc.; calment la dyspnée.

les maladies du cœur

APPLICATION	DOSE
Dans les endocardites, la myocardite parenchymateuse, l'arythmie, l'asystolie, l'albuminurie, l'anasarque, etc.	Chez les adultes. un granule toutes les 4 h., ou toutes les 3 h.. ou toutes les 2 h., suivant la violence des oppressions, la force des palpitations on la faiblesse du pouls.

le catarrhe des bronches

APPLICATION	DOSE
Toutes les fois que les bronches enflammées sont obstruées par des crachats ; rhume, pneumonie, phtisie pulmonaire, etc.	*Deux* ou *trois doses* le matin à jeun. Un granule d'heure en heure ; trois à quatre doses dans la soirée.

rifiques et résolutifs

APPLICATION	DOSE
Comme *variante* dans les angines blanches, les angines diphtéritiques dans lesquelles le **sulfhydral** est donné à haute dose comme *dominante*. Comme *dominante* avec la trinité défervescente à la période d'hépatisation des pneumonies, dans les pleurésies avec épanchement.	1 granule toutes les 1/2 h. d'abord, jusqu'à diaphorèse et état nauséeux, puis, toutes les 2 h. seulement..

XVI. — Granules

COMPOSITION	ACTION
Arséniate de strychnine, 1/2 milli. **Hyosciamine,** 1/4 de milli. **Lobéline,** 1/2 milli.	Font cesser le spasme respiratoire et calment les accès de suffocation.

XVII. — Granules

COMPOSITION	ACTION
Sulfhydral, 1 centi. **Camphre mono-bromé,** 1 centi. **Cubébine,** 1 milli. **Pipérine,** 1 milli.	Désinfectent les voies urinaires, détruisent les micro-organismes pathogènes, calment le ténesme vésical.

XVIII. — Granules diuré

COMPOSITION	ACTION
Ars. de strychnine, 1/2 milli. **Bromhydr. de cicutine,** 1/2 milli. **Hyosciamine,** 1/4 de milli. **Digitaline,** 1/2 milli.	Calment le ténesme et les douleurs lancinantes, détruisent le spasme du col de la vessie et excitent la sécrétion urinaire.

antiasthmatiques

APPLICATION	DOSE
Pendant les accès d'oppression. dans l'asthme catarrhale, dans l'asthme cardiaque, dans le catarrhe suffocant, l'emphysème pulmonaire, etc.	Un granule tous les 1/4 d'heure dans les cas aigus, jusqu'à jugulation de l'accès.

antiblennorrhagiques

Dans l'uréthrite simple, la blennorrhagie, la cystite blennorrhagique, etc.	Un granule toutes les heures dans les cas aigus, puis toutes les 2 heures.

tiques et antispasmodiques

Rétention d'urine, dysurie, cystite aiguë, etc.	Un granule toutes les 1/2 heures dans les cas aigus, 3 à 4 par jour dans les affections chroniques des voies urinaires.

XIX. — Granules contre le

COMPOSITION	ACTION
Colchicine, 1 milli. **Aconitine,** 1/2 milli. **Digitaline,** 1/2 milli. **Arséniate de strychnine,** 1/2 milli.	Agissent sur l'élément dia-thésique, calment la douleur, abaissent la température et décongestionnent les organes atteints.

XX. — Granules

Ars. de strychnine, 1/2 milli. **Vératrine,** 1/2 milli. **Acide arsénieux,** 1/2 milli.	Calment les poussées à la peau, en même temps qu'ils tonifient l'organisme.

XXI. — Granules

Cotoïne, 1 milli. **Sel de Grégory,** 1 milli. **Salicylate de bismuth,** 1 centi.	Modèrent le flux intestinal, calment les douleurs abdo-minales et désinfectent le ca--nal digestif.

rhumatisme et la goutte

APPLICATION	DOSE
Dominante dans le rhumatisme articulaire aigu, le rhumatisme goutteux, les accès de goutte, les névralgies rhumatismales, etc. *Variante,* **Sedlitz Charles Chanteaud** le matin.	Un granule toutes les 1/2 heures dans les cas aigus, jusqu'à état nauséeux ou diarrhée, puis, seulement un granule toutes les 2 ou 3 ou 4 heures.

antiherpétiques

Dominante dans l'urticaire, l'eczéma, l'herpès zoster, la fièvre herpétique, l'angine herpétique, etc. *Variante,* **Sedlitz Charles Chanteaud** le matin, eaux alcalines aux repas, **Sulfhydral,** 10 à 12 granules par jour.	Un granule toutes les heures dans les cas aigus, toutes les 2 à 3 heures ensuite.

antidiarrhéiques

Dominante dans la diarrhée, l'entérite aiguë, la cholérine, la dysenterie, etc.	Un granule 4 à 8 fois par jour.

XXII. — Granules contre

COMPOSITION	ACTION
Ars. de fer, 1 milli. **Quassine**, 2 milli. **Bromhydrate de quinine**, 1 centi.	Augmentent la crase sanguine, régularisent les garde-robes, s'opposent aux poussées fébriles périodiques.

XXIII. — Granules contre

COMPOSITION	ACTION
Podophyllin, 0,02. **Quassine**, 0,01. **Ars. de strychnine**, 1/2 milli.	— Entretiennent la liberté du ventre, facilitent l'écoulement de la bile et soutiennent la vitalité.

XXIV. — Granules

COMPOSITION	ACTION
Proto-iod. d'hydrargyre, 1 centi. **Ars. de strychnine**, 1/2 milli.	Arrêtent les accidents syphilitiques et fortifient l'organisme.

l'anémie et la chlorose

APPLICATION	DOSE
Dominante dans l'anémie, la chlorose, les convalescences, etc,	4 à 8 granules par jour dans les cas aigus, 2 à 4 ensuite.

les maladies du foie

Congestions du foie, cirrhose, ascité, ictère grave, etc.	2 à 6 granules par 24 heures.

antisyphilitiques

Chancre infectant, plaques muqueuses, syphilides ulcéreuses, gourmes, syphilis cérébrale.	4 à 6 granules par jour, en 4 doses espacées dans la journée.

XXV. — Granules

COMPOSITION	ACTION
Ars. de strychnine, 1/2 milli. Hyosciamine, 1/4 milli. Bromhydr. de morphine, 1 milli. Aconitine, 1/2 milli. Digitaline, 1/2 milli.	Calment les vomissements et les crampes, relèvent la vitalité, ramènent la chaleur, excitent la diurèse, puis, modèrent la réaction.

XXVI. — Granules

COMPOSITION	ACTION
Ars. de strychnine, 1/2 milli. Aconitine, 1/2 milli. Digitaline, 1/2 milli. Salicyl. de quinine, 1 centi.	Amènent la défervescence, combattent l'élément infectieux, s'opposent aux poussées fébriles périodiques, décongestionnent les viscères.

XXVII. — Granules

COMPOSITION	ACTION
Ars. de strychnine, 1/2 milli. Aconitine, 1/2 milli. Quassine, 2 milli. Salicylate de quinine, 1 centi.	Soutiennent la vitalité, apaisent la fièvre, décongestionnent le foi, combattent les spasmes périodiques.

contre le choléra

APPLICATION	DOSE
En injections hypodermiques pendant la période algide ; par la bouche, quand les vomissements ont cessé. *Variante.* Lavements aromatiques chauds, après les inj. sous-cutanées avec **thé, tilleul, camomille, rhum, vin de Madère, laudanum** (X gouttes), **café noir, Sulfhydral.**	Broyer et faire fondre 5 à 6 granules dans 20 gouttes d'eau bouillante ; injecter en 2 fois au creux de l'estomac, à 1/2 heure d'intervalle. Par la bouche, un granule tous les 1/4 d'heure ou toutes les 1/2 heures d'abord, puis, quand la chaleur est revenue, toutes les h. seulement.

contre le typhus

Dominante dans le typhus, les fièvres typhoïdes graves, les fièvres larvées, la pneumonie à forme typhoïde, etc. *Variante,* **Sulfhydral, granules diurétiques et antipasmodiques, Sedlitz Charles Chanteaud.**	Un granule toutes les 1/2 heures quand la température dépasse 38°, un granule toutes les heures, ensuite, jusqu'à défervescence complète.

contre la fièvre jaune

Fièvre jaune. A la première période à doses intensives, pour essayer la jugulation.	1 granule toutes les 1/2 heures.
A doses modérées, dans la période d'état.	1 granule toutes les 2 h.

XXVIII. — Médicaments

COMPOSITION	ACTION
Sulfhydral ou **Sulfure de calcium** chimiquement pur, dosé au centigramme.	Antiseptique interne, antibacillaire. Les bacilles de la diphtérie, de l'érysipèle, de la coqueluche ne résistent pas à son action.
Sel de Sedlitz de Charles Chanteaud granulé et déshydraté.	Laxatif et purgatif rafraîchissant; indispensable pour préparer l'absorption des médicaments granulés.

complémentaires

APPLICATION	DOSE
Doit entrer dans le traitement de toutes les maladies infectieuses et microbiennes, principalement les fièvres éruptives, le choléra, l'influenza, les dermatoses, etc.	De 8 à 12 granules par jour, et jusqu'à saturation dans les cas aigus,
Dépure et rafraîchit la masse sanguine, facilite les fonctions digestives et augmente la rutilance du sang.	Une cuillerée à café dans un demi-verre d'eau, le matin à jeun.

NOTA.— *Les médicaments dosimétriques et les granules composés de Charles Chanteaud étant des préparations magistrales d'une grande efficacité, ne sont délivrés dans les pharmacies que sur prescription des médecins.*

T. S. V. P.

Avantages de la médication par les granules composés Charles Chanteaud

Les avantages que présentent, sur toutes les autres médications connues, les granules composés sont multiples.

Il nous suffit de signaler

a. Leur conservation parfaite sous tous les climats.

b. La facilité remarquable de leur administration.

c. Leur efficacité très grande, sous un volume extrêmement réduit, avec des effets thérapeutiques constants.

d. La diminution des causes d'erreur provenant des garde-malades et des malades eux-mêmes.

e. La facilité pour les praticiens de retenir le traitement des maladies les plus fréquentes et les plus redoutables, sans surcharger leur mémoire d'une foule de remèdes, de doses et de formules.

f. La facilité de transport, le petit volume des granules, permettant au médecin de porter sur lui, dans une trousse ou dans un coffret de petite dimension, tout ce qu'il faut pour traiter les principales affections aiguës.

Mode d'emploi

Doses

L'emploi des granules composés ne présente aucun danger, si l'on se conforme aux indications données dans la notice qui accompagne chaque boîte de granules, et si l'on a soin de n'administrer qu'un seul granule à la fois, selon les principes immuables de la doctrine dosimétrique, en rapprochant ou en éloignant les doses suivant l'effet obtenu, et en les mesurant à la gravité du mal et aux forces des malades.

Doses pour les enfants

Dans le tableau qui précède, les doses indiquées sont destinées aux adultes.

Mais un certain nombre de granules composés peuvent être utilisés dans la médecine infantile, à la condition que, chaque granule étant préalablement broyé et fondu dans une certaine quantité de liquide (eau, grog, tisane), la solution ainsi préparée soit administrée par petites cuillerées, à des intervalles mesurés.

Exemple : Un enfant a la fièvre ; sa température, prise au creux axillaire ou dans l'anus, dépasse 38º. Pour juguler ou du moins pour modérer cette fièvre avec les granules défervescents, voici comment il faut procéder :

Faire fondre un granule défervescent dans un

verre contenant trois ou six ou neuf cuillerées à café d'eau sucrée ou de grog léger ou d'une tisane quelconque ; bien remuer et donner une cuillerée à café de cette petite potion tous les quarts d'heure ou toutes les demi-heures, selon l'âge de l'enfant et la violence de la fièvre.

Agir de même dans toutes les maladies, avec tout autre granule composé ou non.

Un enfant de 12 ans peut prendre un granule composé entier.

De 9 à 12 ans, on donne le granule en deux fois (c'est-à-dire qu'on le fait fondre dans deux cuillerées de liquide et qu'on administre une seule cuillerée à la fois).

De 6 à 9, on divise le granule en 3 doses.

De 3 à 6, on le divise en 4 doses.

De 2 à 3, on le divise en 6 doses.

De 3 mois à 2 ans, on le divise en 9 doses.

Cela dépend du reste de la composition des granules et de la toxicité des substances qu'ils renferment

---

Nous ne parlons ici que des granules composés de Charles Chanteaud.

Les préparations analogues que l'on peut trouver dans le commerce ne présentant pas, à notre avis, le même degré de pureté, de solubilité, et la même perfection dans le dosage, nous invitons nos confrères à s'assurer toujours, avant de les utiliser, si les granules composés qui leur seront vendus dans les officines portent bien la marque de la maison du créateur de la Pharmacie dosimétrique, de M. Charles Chanteaud, pharmacien de 1ʳᵉ classe, à Paris.

Dʳ E. TOUSSAINT.
Secrétaire général de l'Institut de
Médecine dosimétrique de Paris.

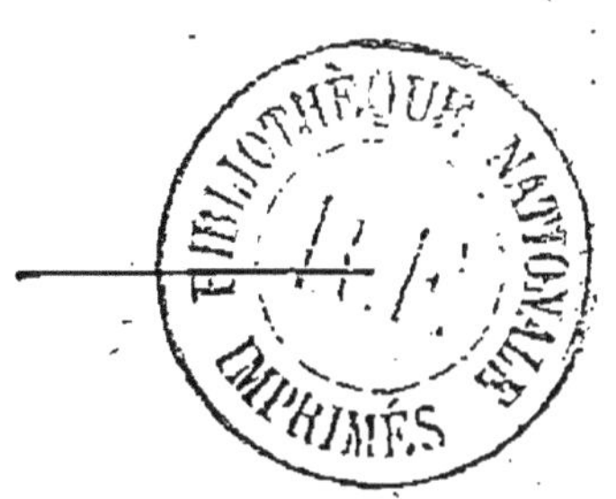

TABLE ALPHABÉTIQUE DES MATIÈRES

AVIS IMPORTANT. — *Dans cette table, le premier chiffre indique à quelle page se trouve le traitement par les granules simples ; le second, le traitement par les granules composés ; et le chiffre romain, la case du tableau où l'on peut étudier la composition, l'action, l'application et les doses des granules composés.*

A

L

M

N

O

P

Q

R

S